メディカルサイエンスシリーズ—6

いびきと睡眠障害

太田保世 著

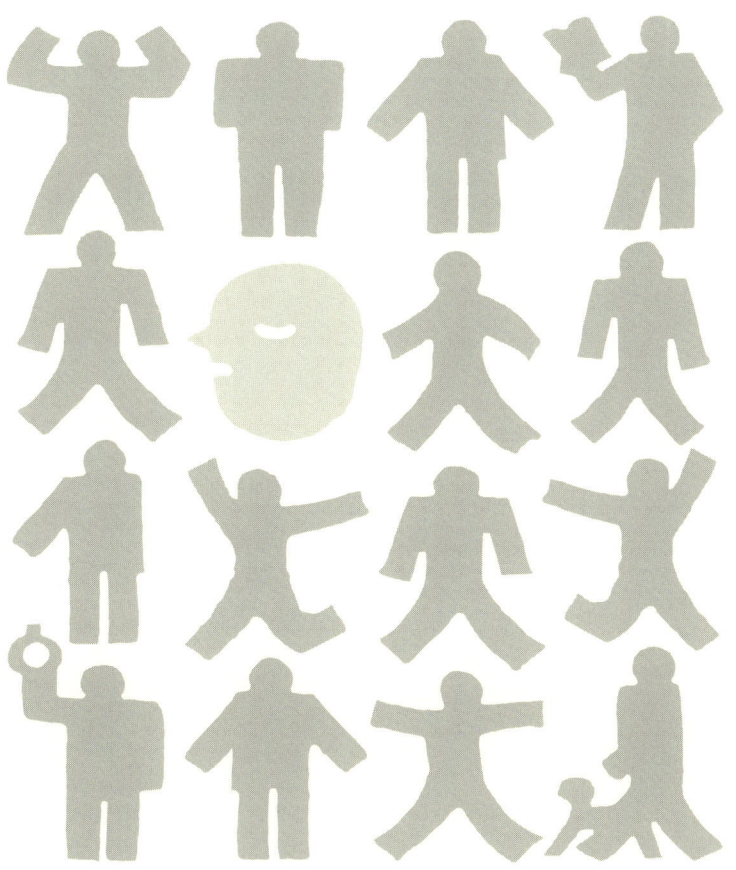

東海大学出版会

はしがき

　私たちが東海大学医学部呼吸器内科から，睡眠時無呼吸症候群（sleep apnea syndrome；以下SASと略す）の重大性を社会にアピールしたのは，すでに30年ほども前でした．しかし，マスコミが大々的に採り上げて，一般国民が関心をもつようになったのは，2年ほど前の，山陽新幹線の居眠り運転の事件からです．

　行政も，あわててその対策，しかもきわめて欠陥の多い対策を考えだし，一部では自動車の運転免許の更新にも，その検査が必要になるそうです．

　国が，「健康寿命の延伸」を謳って，「健康日本21」計画，さらには「健康増進法」を制定しましたが，そのなかでも，睡眠の重要性は，ほとんど無視されているのに等しいのです．

　最近は，睡眠と，SASに関する啓蒙書も数多く出版されていますが，本書では，「睡眠」全体から，簡単な基礎知識を述べ，それがいかに「生活習慣病」に影響し，ひいては「老後のあり方」や「寿命」に関わるかを考察したいと思います．菜根譚の言葉，「老来疾病是壮時招的」のように，年をとってからの病気は，すべて若いときに原因があるのです．そして，睡眠は，人生の3分の1を占める重大事で，その3分の1の時間帯に無策であってはならないのです．

大袈裟な言い方をすれば，睡眠のあり方が，その人の人生の質，そして場合によっては量（寿命）を決めることになるのです．

目　次

はしがき	iii
1章　睡眠	1
1．なぜ眠るのか，眠らなければならないか	3
2．睡眠の検査：脳波・筋電図・眼電図	7
3．睡眠と健康・寿命	11
2章　睡眠と呼吸機能・呼吸器疾患	15
1．呼吸に不利な睡眠	17
2．睡眠の呼吸循環器疾患への影響	20
3．夜の呼吸不全	23
3章　睡眠障害の種類	27
1．国際分類	29
2．概日リズム性睡眠障害	31
1）外的要因による概日リズム睡眠障害	
2）内的要因（患者の素因）による概日リズム睡眠障害	
4章　いびき	35
1．いびきとは何か	37
2．いびきの疫学	39
3．いびきが関わる疾病	40
1）閉塞型睡眠時無呼吸低換気症候群	
2）重症いびき症（Heavy snorers disease）	
3）上気道抵抗症候群（Upper airway resistance syndrome；UARS）	
4）肥満低換気症候群（ピックウィック症候群）	
4．いびきの治療	45

5章	閉塞型睡眠時無呼吸低換気症候群	47
	1．歴史と定義	49
	2．病態生理	52
	3．疫学	54
	4．症状	55
	5．予後	58
	6．事故の原因としての睡眠呼吸障害	61
6章	その他の睡眠時無呼吸低換気症候群	65
	1．原発性（中枢型）睡眠時無呼吸症候群	67
	2．チェーン・ストークス呼吸	71
	3．カジモド症候群	72
	4．ナルコレプシー	74
7章	睡眠呼吸循環障害と生活習慣病	77
	1．SAS（OSAHS）と心血管系イベント	79
	2．危険因子重積症候群	81
	3．代謝性症候群（メタボリック・シンドローム, metabolic syndrome）	83
8章	睡眠呼吸障害の治療	89
	1．基礎疾患の治療	91
	2．増悪因子の除去	92
	3．薬物療法	92
	4．換気補助法	93
	5．口腔内（歯科）装具	96
	6．耳鼻咽喉科的治療	98
	7．その他	100
9章	日本の睡眠医療への提言	101
あとがき		107
参考文献		109
索　引		111

1章
睡眠

1章 睡眠

1．なぜ眠るのか，眠らなければならないか

「恐怖なくして睡眠が迎えられるならば，死が迎えられない筈がない」と上田三四二氏は言い，ある本には，「ヒトは，あす再び本当に目覚めるかどうか分からないのに平然と眠りにつく」と書いてありました．

現象だけからみれば，「睡眠は，繰り返し起きる意識水準の低下と，外界の刺激に対する反応性の一時的消失である」（二木宏明）とも表現され，あるいは，「睡眠とは，覚醒と死との中間の状態である．覚醒は，あらゆる動物性機能と知的機能が活動的状態で，死は，それらの完全な喪失である」（Carskaden MA & Roth T）ということになります．

この専門家の2つの記述は，「睡眠は反復する（死は反復しない）」，「睡眠では，身体的機能が部分的には活動している」，「外界の刺激への反応性や意識も，完全には失われていない」ということを示唆する言葉です．

そうなると，そのような「覚醒と死の中間の状態」がどのようにして起きるかという難しい命題にぶつかるわけです．

案外知られていないことは，睡眠に関する先駆的な研究に，日本人の科学者が大きな貢献をしてきたことです．ところが，SASのような臨床，すなわち病気やその治療の研究は，諸外国に大き

な後れをとってしまいました．

　それはともかく，人間はなぜ眠るのかという話題から始めましょう．

　簡単に言えば，人間，とくに脳には休養が必要だからですし，エネルギーも節約する必要があるからです．その上に，人間には生物時計とか概日リズムと呼ばれる周期性があって，その現象の一部が睡眠だとすれば，睡眠中には睡眠中の重要な機能が働くのです．例を挙げれば，成長ホルモンの分泌は睡眠中にピークを迎えます（図1-1）．

　それならば，どのような指令が出て，眠ったり，起きたりするのかが問題です．この問題は，核心のところの説明がついてはいません．おおよその説明を，先人の業績から要約しますと，以下のようになるでしょう．

　興味深い考え方は，「睡眠が動物の本来的な姿で，覚醒はさまざまな刺激によって強制的に維持されている状態である」という学説ですが，それはさまざまな実験成績の解釈によっています．
　確からしいことは，睡眠と覚醒には，それぞれ脳神経系の特定部分が関与するとする学説です．脳の各部の名称を説明するのは煩雑ですから説明を省きますが，覚醒には，視床，視床下部，中脳網様体などが，睡眠には視床や，視索前野から視床下部にかけ

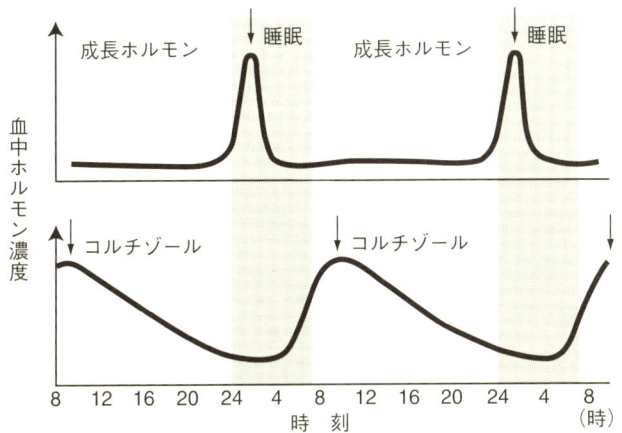

図1-1 睡眠とホルモン分泌
　ホルモンの種類によって異なるが，2つの典型，すなわち成長ホルモンとコルチゾールの例を模式的に示した

た部分（後述する REM 睡眠には脳橋の青斑核など）が関連するとされています．

　つぎに，関連する解剖学的な部分が，機能的にどのように作用するかという学説ですが，エコノモ脳炎で知られる von Economo は，眠っているばかりの脳炎患者と眠れない（不眠）脳炎患者の研究から，睡眠中枢と覚醒中枢という概念を示しました．その後，Gellhorn E は，視床下部に睡眠の促進系と抑制系を想定し，その相互の活動バランスで睡眠か覚醒が起きるとしま

した．時実利彦らは，視床下部調節系で，睡眠と覚醒の基本的なリズムが形成され，意識の座である新皮質と辺縁皮質はその影響を受けるという研究を発表しました．

こうした一連の神経生理学的な仕事に，古くはJouvetらの化学物質やホルモンの関与の研究が加わり，比較的最近では早石修らのプロスタグランディンD_2，インターロイキン-1など睡眠促進物質に関する世界的に有名な研究が生まれました．

睡眠に関わる化学物質，生物学的活性物質については，たとえばカフェインを摂取すれば眠気がとれますし，睡眠導入薬を使えば眠くなるなど，実体験からも理解が容易でしょう．

睡眠中枢と覚醒中枢というものの存在を認めたとして，そのリズムがどうして作られるかなどについては，決定的なことは言えない状況です．ただ，先述のように，人間には約25時間周期とされる生体時計があって，それが概日リズムを刻むわけですが，なぜそうなのかは，浅学な筆者にはわかりません．

興味深いことは，「ビーバーは昼行性だった」という記述で，人間が彼らの領域に侵入し，捕獲したために，夜行性に変わったということなのです．それは人間についても言えることで，昔は，夜明けとともに起き，日暮れとともに床に就いたものが，都会などで不夜城のようなものが出現したり，産業界の変革で深夜労働が増えたりして，一部の人間は夜行性になったわけです．

1章 睡眠

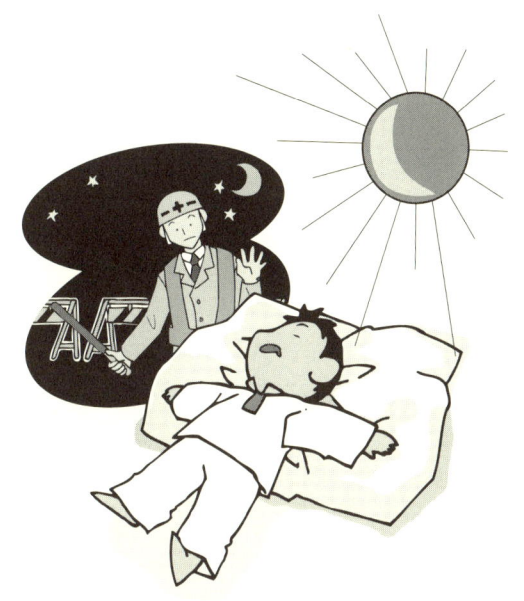

2．睡眠の検査：脳波・筋電図・眼電図

　私たちは，単純に睡眠と覚醒というように，1日を2つの時間帯に分けてしまいがちですが，実は，それぞれに内容の違いがあります．

　その状態，とくに睡眠の状態を決めるために必要なものが，脳波（EEG；electro-encephalogram）・筋電図（EMG；electro-myogram）・眼電図（EOG；electro-occulogram）です．それぞれの詳しいことは省きますが，眼電図は，睡眠中の眼球の動きを診

7

表1-1 睡眠相の分類（ステージング）

Stage W（覚醒 wakefulness）：
　α波と（あるいは）低電位のさまざまな周波数の活動

Stage NREM（non-REM）：
　stage 1から stage 4まで
　　stage 1：比較的低電位で，さまざまな周波数の脳波，速い眼球運動 REM をともなわない

　　stage 2：比較的低電位で，さまざまな周波数の脳波を背景とし，12-14 cps の睡眠紡錘と K 複合（K-complex）が出現

　　stage 3：高振幅の徐波（δ活動）が中等度に出現

　　stage 4：高振幅の徐波（δ活動）が大量に（＞50％）出現

Stage REM：
　比較的低電位で，さまざまの周波数の脳波に加えて偶発的に速い眼球運動が出現，筋電図は低振幅

る検査で，これら3つの検査から，睡眠と覚醒の細かい分類が可能になります．たとえば，覚醒といっても，意識のしっかりした覚醒と，本人は眼が覚めたと思わなくても，脳波の上で判定される覚醒とがあります．

　表1-1に脳波的な睡眠相の分類を示しましたが，睡眠は，大別すれば，ノンレム睡眠（nREM）とレム睡眠（REM）に分類されます．ノンレム睡眠は，普通の睡眠で，レム睡眠はやや特殊な

a. 健常者

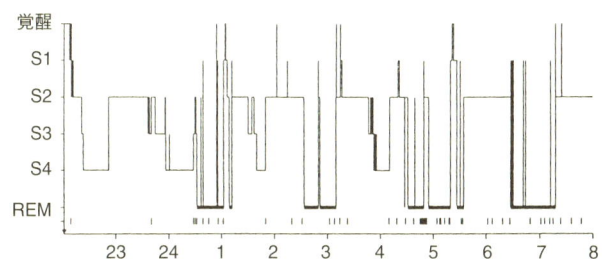

b. SAS 患者

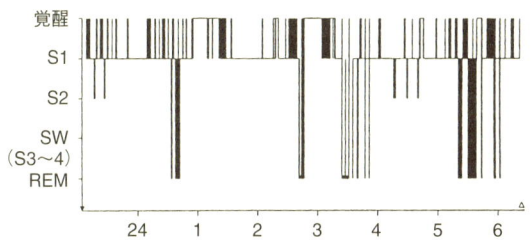

図1-2　健常者の睡眠相の時間経過と，SAS患者での経過の1例
（赤星俊樹，赤柴恒人：呼吸と循環 49: 1053-1060, 2001より引用）

睡眠です．ノンレム睡眠は，脳波の特徴の違いから最も浅い睡眠であるステージ1から，最も深い睡眠のステージ4までの4段階に区別されます．ステージ1と2を浅睡眠，ステージ3と4を深睡眠ないし徐波睡眠と呼ぶことがあります．

レム睡眠は，急速眼球運動（REM；rapid eye movement）をともなう，夢をみる睡眠で，横隔膜を除いて，全身の筋肉の緊張が

失われてしまう睡眠です．さまざまな生理機能も，レム睡眠では不安定な変動を示します．そのため，もともと肺気腫のような呼吸器障害をもつ方には，危険な睡眠相と言えるかもしれません．

　健常成人の1夜の睡眠は，図1-2に模式的に示されたように，およそ90分周期で変動をしますが，明け方に近づくにつれ，全体の睡眠は浅くなり，レム睡眠が多くなる特徴をもっています．乳幼児ではさらに異なる睡眠パターンをもちますが，とくにREM睡眠が多いのが特徴です．

　ついでですが，SASの診断に使われるポリソムノグラフィー（PSG；polysomnography）という方法は，上記の3つの検査（脳波・筋電図・眼電図）に加えて，鼻や口での呼吸気流，心電図，胸・腹の換気運動，酸素飽和度，さらには手足などの動き，場合によっては食道内圧などを，1晩中連続的に記録し，解析する方法です．
　よく，そのようにたくさんの電極などをつけられては，十分に眠れないのではという質問を受けます．面白いことには，SAS患者さんでは，それでも平気で寝てしまうという点が1つの特徴でもあるのです．

3．睡眠と健康・寿命

　被検者を眠らせないで，さまざまな観察をする断眠実験の報告もありますが，眠らせないことを拷問に応用するほどで，健康な睡眠をとらなければ，正常な心身の機能を維持できなくなります．
　それでは，「健康な睡眠とは何か？」という命題が生まれますが，それには質と量の問題が関係します．睡眠の質は，なかなか定義が難しいかもしれません．なぜならば，図1-2のような変動があるからですし，それは年齢によっても変動するからです．
　筆者は，とりあえず，「目覚めている時間の覚醒度を適切に維持できる量と質をもつ睡眠」，すなわち，異様に眠くならず，活動性が損なわれない睡眠と考えています．別の表現をすれば，「ホルモン分泌などの概日リズムに変調をきたさない睡眠」であり，現代では無理かもしれませんが，「自然界の動きに調和した睡眠」と考えています．

　睡眠の量（時間）については，さまざまな報告があります．明らかに，人類はこの1世紀ほどの間に睡眠時間を約20％以上減少させたということで，減らしてよいという科学的根拠はないということです．科学技術の進歩によって，夜は明るくなり，生活の形態も変化して，人類は夜行性になりつつあるとも言えそうです．すでに述べましたが，逆に，ビーバーは，昔は昼行性だったのですが，人間が彼らの世界に侵入を始めてから夜行性になったとさ

れます.しかし,夜行性,昼行性という差異が元来なぜ存在するのかはわかりません.

　ある統計を見ますと,1910年の米国では,13歳から17歳の若者の睡眠時間は平均9.5時間でしたが,1968年には8.0時間に短縮しています.1960年に,30歳から65歳の80万人を対象とした調査では,その13～15％が平均睡眠時間が7時間以下で,48％が8時間以下でした.1991年のギャラップ調査では,数百万人のアメリカ人が慢性の睡眠不足を訴えています.

　大熊らによるわが国の調査(1999年)では,7～8時間の睡眠時間が35％と最も多く,6～7時間の人口は19％,6時間未満の者が7％もおりました.問題は,子供たちの睡眠で,平成4年の日本学校保健会の調査では,小学生から高校生までのおよそ半数が睡眠不足を感じているのです.

　有名なBelloc NB & Breslow Lの1972年の研究は,米国西海岸の7,000人の一般住民の生活習慣と死亡率の関係を9年間にわたって追跡調査しました.死亡率の低さと有意に関係した事項は,適正な睡眠をとる・喫煙をしない・適正な体重を維持する・過度の飲酒をしない・定期的にかなり激しい運動をする,という5項目でした.そのような項目をまったく遵守しなかった30歳の人は,遵守した80歳の人と同等の健康度であったとされています.

　この研究でわかった睡眠時間と生命予後の関係は,やや漠然と

した文章になっていますが，睡眠時間が6時間以下の人は，睡眠時間が7〜8時間の人より，統計学的に有意に死亡率が高かったということです．

　ただ，ナポレオンは4時間しか眠らないで済んだとか，睡眠時間の個人差が存在することも事実です．質の悪い睡眠（頻回に覚醒するとか，深い睡眠相が得られないなど）しかとれない場合は，長時間ベッドに入っていても睡眠の満足感は得られないのです．

2章
睡眠と呼吸機能・呼吸器疾患

1. 呼吸に不利な睡眠

 ここまで,睡眠不足は健康に悪影響を及ぼすという話をしてきました.しかも,呼吸機能という側面から見ると,睡眠は生体にとってきわめて不利な状況なのです.

 肺機能を見ても,仰臥位をとるだけで機能的残気量が減り,上気道抵抗が増加するし,換気量も一般に減少します.その結果,肺胞ガス交換にも影響を及ぼしがちで,動脈血酸素分圧は低下,二酸化炭素分圧は上昇の傾向を示します.

 さらに,Whitelow WA(1982年)の論文では,睡眠によって,せき反射や嘔吐反射が低下し,粘液線毛系の働きも低下して気道のクリアランスが悪くなり,呼吸器系への機械的な負荷に対する補償機能も低下するので,呼吸器系の防御機構も全般に低下すると考えなければなりません.

 睡眠中にも換気(呼吸)はその自律性によって維持されますが,意志や外的刺激に反応する行動性調節(behavioral control)は低下しますし,全般的機能は低下するとされています.呼吸補助筋の活動も制限を受けます.

 睡眠時無呼吸の発生とも関連することですが,図2-1はHarperとSauerland(1978年)の有名な研究論文の引用で,上気道に対する重力と睡眠の影響を示しています.頭部の矢状断面図は,左から覚醒・起立時,覚醒・仰臥位,睡眠・仰臥位を示し

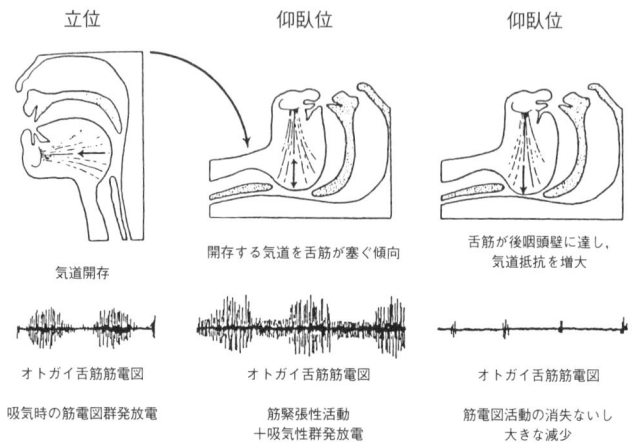

図2-1 睡眠時無呼吸・いびきの発生機序
(Harper RM, Sauerland EK: The role of tongue in sleep apnea. In: Sleep Apnea Syndrome, Guilleminault C and Dement WC (eds), Alan R. Liss, NY, 1978, p.219-234より引用)

ます．その下のギザギザの波形は，上気道を開口する働きのあるオトガイ舌筋の筋電図です．波の大きさや密度はこの筋肉の収縮（上気道はひらく）の度合いを示します．上気道開口筋は，上喉頭神経を介して中枢神経とつながっています．つまり，睡眠と密接な関係があります．

この図が意味することは，吸息のときは中央から指令が来て，上気道開口筋が収縮し，上気道を拡げる作用がありますが，仰臥位になると，重力の影響で，舌筋は下に下降し，それを拡げようとして筋電図活動が大きくなっていること（中央の図）です．もし，これに睡眠が加わると，中央からの指令が減って，上気道開

口筋の筋電図がほぼ平坦であるように，吸息のときにも舌筋は下垂して，上気道を塞ぐようになります．以上が，睡眠時無呼吸の発生要因の1つです．

　人間は，地表に生活するかぎり大きな重力の影響を受けていて，なんらかの運動に使われるエネルギーは，無重力の場合の5倍，換言すれば，エネルギー効率は20％でしかないのです．それならば，宇宙ステーションの微小重力下ではどうかという実験を行ってみました．秋山寛氏を被検者に，ソ連（当時）の宇宙飛行において，宇宙での睡眠と，上述のような上気道抵抗の変化を，横隔膜筋電図の変化から推定しました．上気道が塞がれれば，それに打ち勝つために横隔膜（主要な呼吸筋）は大きな仕事をしなければならず，横隔膜筋電図の活動は大きくなるはずです．

　その結果，地上と宇宙での，睡眠の質と量は同じでしたが，微小重力下の睡眠では，横隔膜筋電図活動は上昇せず，上気道抵抗が増加していないことを示唆しました（図2-2）．

　これを裏返してみれば，地球上では，睡眠時に仰臥位をとるといびきをかきやすく，無呼吸が起きやすいということを意味します．

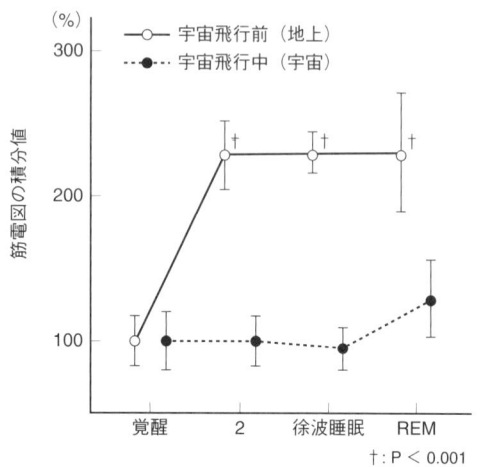

図2-2 微小重力下(宇宙空間)と地表での横隔膜筋電図活動
(Takasaki Y et al: Changes in diaphragmatic EMG activity during sleep in space. Am Rev Respir Dis 148: 612–617, 1993より引用)

2. 睡眠の呼吸循環器疾患への影響

このように,睡眠の不利な面の影響を一番受けるのは,慢性呼吸器疾患であり,ついで慢性心不全のような循環器疾患です.とくに呼吸器疾患では,もともと肺胞のガス交換が障害されていることが多く,つまり,動脈血では低酸素血症あるいは高二酸化炭素血症があるか,正常の限界近くにあるのです.そのような場合,睡眠によって受ける影響が健常人とは違うことを図2-3から容易に理解できます.

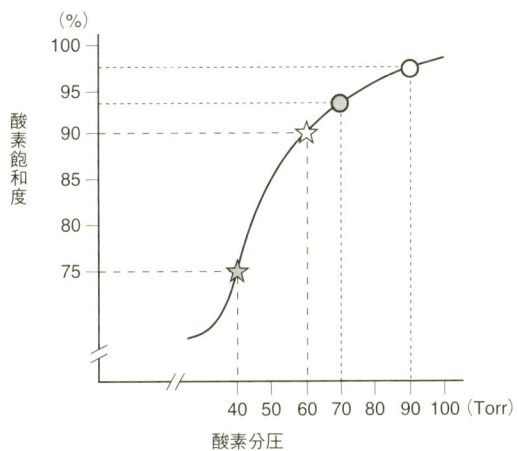

図2-3 酸素解離曲線から見た呼吸不全患者の不利な条件
(酸素解離曲線はS字状をしており,呼吸不全患者の動脈血酸素分圧[☆]は急峻な部分に位置しているので,わずかな分圧の低下でも大きな酸素飽和度の低下を招く)

　図2-3は,酸素解離曲線と呼ばれるもので,血液の中の酸素飽和度と酸素分圧の関係を示します.呼吸器疾患患者は,この曲線の急峻な部位にいることが多く,わずかな酸素分圧の低下でも,血液の酸素飽和度は大きく低下するのです.

　通常,診断のための動脈血ガス分析は昼間,覚醒時に行われます.その値が夜間睡眠中にも同じである保証はないのです.Coccagnaらが,COPD(慢性閉塞性肺疾患)患者について,睡眠相と血液ガスの関係を発表したものが図2-4です.

　その後,多くの研究者が,睡眠と血液ガスの関係を研究しま

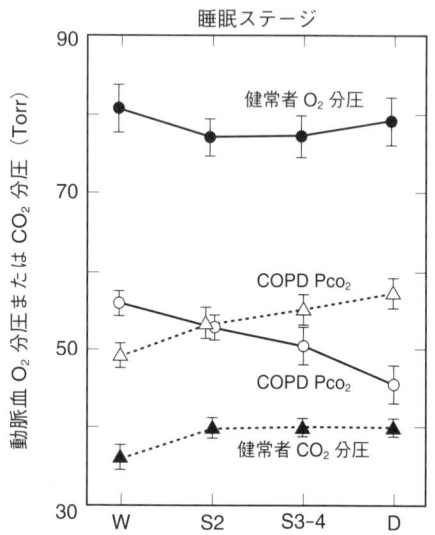

図2-4 夜間睡眠中の動脈血ガスの変化
(Coccagna G and Lugaresi E: Arterial blood gas and pulmonary and systemic areterial pressure during seep in chronic obstructive pulmonary disease. Sleep 1: 117-124, 1978より引用. 図中, Wは覚醒, Sはそれぞれの睡眠相, Dはdesynchronized sleepでREMと考えてよい)

したが, 表2-1は, 昼間の血液ガスが, 夜間に疾患によってどのようになるかという予測をした研究をまとめてみたもので, 以上に述べた現象が現実の問題であることを明確に示しています. さらに, 慢性閉塞性肺疾患の赤喘ぎ (pink puffers, Type A) と青ぶくれ (blue bloaters, Type B) という古典的な分類は, 後者に夜間の睡眠呼吸障害が強いためであるとする研究もあります. な

表2-1 呼吸器疾患患者の,睡眠時の血液ガス予測値

疾 患	指 標	血液ガス変化	報告者
慢性閉塞性肺疾患	SaO_2	$1.21 \times SaO_2 - 25.4$	Connaughton, et al.
	PaO_2	13.5 ± 3.9 Torr 低下	Koo, et al.
	$PaCO_2$	8.3 ± 4.4 Torr 上昇	Koo, et al.
Type B	SaO_2	$88.4\% \rightarrow 77.3\%$	Olson, et al.
肺線維症	SaO_2	$94\sim96\% \rightarrow 82\sim90\%$	Bye, et al.
脊柱側弯症	SaO_2	11%低下(REM期)	Midgren
結核後遺症	lowest-SaO_2	$1.78 \times SaO_2 - 91$	栗山喬之,他
気管支喘息	SaO_2	$4\sim15\%$低下	Montplaisir, et al.

SaO_2:動脈血酸素飽和度

お,ここで使用した睡眠呼吸障害(sleep-disordered breathing; SDB)という言葉は,SASを含むいろいろな睡眠時の呼吸障害を意味し,ときにはSASと同義語として使われます.

3.夜の呼吸不全

「呼吸不全」という病態の定義では,動脈血酸素分圧が60 Torr以下という条件があり,これは飽和度にして約90%です.通常の動脈血検査が昼間に行われる以上,呼吸不全は「昼間の」呼吸不全であるわけです.その結果,胸部X線写真や,他の検査成績

などからは推測できないような，異常な臨床症状を示す患者群や，重症の呼吸不全で発生するような肺高血圧（肺動脈の高血圧）を起こす患者群の原因がわからずに首をひねることがあったわけです．

しかし，睡眠中の生理機能検査（ポリソムノグラフィー）が行われるようになると，昼間は呼吸不全の定義の範疇に入らない患者でも，夜間睡眠中は重症の呼吸不全であるケースが見つかるようになりました．逆に，肺機能検査やＸ線検査などから，昼間の動脈血検査成績がなぜそれほど悪いか，つまり呼吸不全であるのかが説明できない場合もあるわけです．これも，夜間の呼吸不全（血液ガス異常）が昼間まで持ち越すという事実がわかりました．

そのようなことから，どのような患者にポリソムノグラフィーを行うべきかという適応基準が考えられねばなりません．その基準は，諸家の報告をまとめれば，おおよそ以下のようになります．

患者さんの症状からみれば，習慣性の激しいいびきがある（他人からの指摘）・家族に目撃された睡眠時無呼吸がある・昼間の異常な眠気（過眠）がある・早朝起床時の頭痛がある・日中の異様な疲労感や知的活動能力の低下がある・夜間の遺尿がある・性的能力の減退がある，などです．

鈴木俊介医師は，その著，「危険ないびきが生活習慣病を招く」（小学館文庫，2004年）のなかで，自分では呼吸がとまって

いると気づかないという特徴を前提として，典型的な10の自覚症状を述べています．それらは，① 日中，我慢できないほど眠くなる，② 朝起きたときに頭痛がする（最近では，女性によく見られる群発頭痛も，睡眠時無呼吸と関連するとされます），③ 夜中に何度もトイレに起きる，④ 眠っても疲れがとれない，だるい（うつ状態では，しばしば不眠を訴えますが，逆に睡眠時無呼吸でも同様な症状が起きます），⑤ 睡眠中に目が覚める（トイレに起きたりする覚醒のほかに，自分では意識していない脳波的な覚醒も非常に多いのです），⑥ なかなか寝つけない（一般に，SAS患者では，睡眠潜時が短縮して，横になるとすぐ眠ってしまうのですが，なかには，足がムズムズして眠れないとか，トイレに起きるとなかなか寝つけないという症状も起きるのです），⑦ 集中力が続かない，注意力が低下する，⑧ イライラしやすい，怒りっぽくなったと言われる（これは，夫婦間，家族間でとくに問題となります），⑨ 寝相が悪い，⑩ 性欲の低下，インポテンツ，の10項目です．

検査成績からみれば，昼間の検査から推定されるその患者さんの診断や重症度あるいは昼間の動脈血ガス分析の値とは不釣り合いな肺高血圧・肺性心が存在する場合，原因の明確でない心不全が存在あるいは繰り返す場合，夜間に多発する不整脈あるいは異型狭心症の存在する場合などがあり，参考とすべき検査成績は，肥満の存在，多血症の存在，高血圧の存在，原疾患からは説明の

できない精神神経症状,認識障害の存在する場合などです.

　いずれの場合も,医師が睡眠呼吸循環障害というものの知識をもっているか,よく理解していることが重要で,診断にあたる医師は,専門施設に検査を依頼すべきです.ただ,最近は安易に睡眠の検査を標榜する診療所が急増しており,やはり認定を受けた施設,専門医のいる施設を受診すべきです.

3章
睡眠障害の種類

1. 国際分類

 一般に，睡眠に関わる訴えは，眠りにつけない（入眠障害），目が覚めてしまいよく眠れない（不眠），昼間眠くて仕方ない（傾眠，過眠）などと表現されるのが普通です．しかし，そうした訴えの基礎には，実にさまざまな原因があって，単純に睡眠障害と一括りにはできないのです．

 睡眠に関わる学会が，世界共通の分類を作成したのが，表3-1です．

 このうち，外因性睡眠障害は，騒音があって眠れないとか，コーヒーの飲み過ぎで眠れないなど，容易に理解されるでしょう．

 また，内科・精神科疾患にともなう睡眠障害も，うつ病やパーキンソン病があるとか，甲状腺機能に異常があるとか，あるいは，後述するような肥満低換気症候群や，睡眠時関連胃食道逆流がある，ときには肺気腫などの慢性閉塞性肺疾患（chronic obstructive pulmonary disease；COPD）があるなど，原因がわかりますから，理解が可能だと思います．

 面倒なものは，睡眠随伴症 parasomnias（錯眠）で，睡眠覚醒移行障害（夢遊，夜間恐怖，悪夢など），REM期に起きる異常な睡眠中の行動などがあり，下肢静止不能症候群（むずむず脚症候群：restless legs syndrome）を含める人もいます．

表3-1 睡眠障害の国際分類（ICSD）

1．睡眠異常 Dyssomnias

　A．内在因性睡眠障害 Intrinsic sleep disorders

　B．外在因性睡眠障害 Extrinsic sleep disorders

　C．概日リズム睡眠障害 Circadian rhythm sleep disorders

2．睡眠随伴症 Parasomnias

　A．覚醒障害

　B．睡眠覚醒移行障害

　C．通常レム睡眠に関連する睡眠随伴症

　D．その他の睡眠随伴症

3．内科／精神科的睡眠障害

　A．精神障害にともなうもの

　　　精神病・気分障害・不安障害・アルコール症，ほか

　B．神経疾患にともなうもの

　　　大脳変性疾患・痴呆・パーキンソン症候群，睡眠関連てんかん，ほか

　C．その他の内科的疾患にともなうもの

　　　睡眠時関連胃食道逆流・COPD・夜間心虚血，ほか

4．提案中の睡眠障害

　むずむず脚症候群は，比較的高年齢の人に起きがちな病気で，脚がむずむずして，動かさずにはいられないことが不眠につながる病態です．この病態は内因性睡眠障害に分類されることもあります．

国際分類のなかで残りは，内因性睡眠障害と概日リズム性睡眠障害ですが，前者は，現在話題になっている SAS とナルコレプシー（Narcolepsy）が主体になりますので，章を改めて述べることにして，概日リズム性睡眠障害という，案外知られていないものを次項に説明しておきます．

2．概日リズム性睡眠障害

　概日リズムという言葉は，英語の circadian rhythm で，日本語では生体時計とか体内時計，あるいは概日時計といった言葉も使われます．

　1日のうちに生体機能が反復するリズムをもっていることが，概日リズムですが，興味深いことは「冬眠」をする動物には，「概年リズム」が存在することです．つまり，秋の終わり頃に冬眠し，春に目覚めるというリズムです．睡眠と冬眠には，脳波や体温変化など，いくつかの共通点が見られるのですが，面白いことは，冬眠中の動物にも，概日リズムが働いているという研究結果です．

　この概日リズムの神経機構には，間脳の視交叉上核が関わるとされます．そして人間の概日リズムは約25時間周期であるともされています．通常，このズレを修正しているのが太陽光であると言われます．

この概日リズムないし生体時計が狂うために起きる睡眠障害の一群が存在するのです．それは，主たる原因によって，つぎの2種類に分類可能です．

1）外的要因による概日リズム睡眠障害

　この範疇には，時差症候群（jet lag syndrome），交代制勤務睡眠障害などが含まれ，いわば現代病でもあります．時差ボケは多くの方が経験されているでしょうが，米国のスポーツ選手は，試合ごとに時差が数時間もある国内を移動するので，チーム・ドクターは，メラトニンなどの睡眠調節薬を使って選手のコンディション調整をするとも聞いています．

　昔は，高炉を止められない製鉄所とか，夜間勤務の看護師など，比較的限定されていた交代制勤務（shift work）が，流通機構の変化で長距離トラックの夜間運行が増えたり，各種企業が国際化してくると，世界中の支社が会議をIT化のもとで行ったり，あるいは街に不夜城が出現したりして，交代制勤務が決して珍しい勤務体制ではなくなってしまったのです．それが，睡眠を不規則にし，さまざまな健康障害や事故の原因になっています．

2）内的要因（患者の素因）による概日リズム睡眠障害

　この範疇に属する障害には，睡眠相前進症候群，睡眠相遅延（後退）症候群，非24時間睡眠覚醒症候群，不規則睡眠障害パターンなど，生体リズム時計に障害がある持続的な睡眠障害です．

細かいことは専門書にゆずり，簡単な概念のみを述べましょう．

睡眠相前進症候群：通常の就寝時刻まで起きていられない病態，あるいは，望ましい起床時刻まで寝ていられない病態です．この病態は，主として中高年以降の人に見られます．この場合の治療の1つの方法は，早朝から太陽光を浴びず，夜に人工光線の照射を受けて，眠くなる時間を遅らせることが考えられます．

睡眠相遅延（後退）症候群：内因性の概日リズム障害では頻度の高い病態で，望ましい時刻に入眠あるいは覚醒ができず，しかも，日中の眠気が強いのです．思春期に多く見られる異常です．眠る時間が日に日に遅れ，起床時間がそれだけ次第に遅れていきますから，社会生活に適応が難しくなります．児童，生徒の場合は，不登校の問題との関連が注目されています．この場合には，朝方に太陽光や人工光線を浴びることが治療になります．

非24時間睡眠覚醒症候群：ヒトの生体リズムはおよそ25時間周期で繰り返すと考えられていますが，さまざまな外的な刺激（たとえば太陽光）がこれを24時間型に補正しています．したがって，被検者を外界から遮断した実験では，入眠や覚醒時刻が毎日1ないし2時間ずつずれていきます．その状態が，通常の日常生活のなかで起きるのがこの病態です．睡眠相遅延症候群とともに，社会的不適応の原因になります．

不規則睡眠障害パターン：成人の睡眠は単相型，つまり1日1回の睡眠ですが，幼小児や，最近では認知障害のある老人（痴呆）の場合のように，1日に3回以上の不規則な短時間睡眠を繰り返すものを言います．これは，認知障害のある老人の夜間の徘徊とも関連しますが，不眠や昼間の過眠という症状にもなります．

4章
いびき

1. いびきとは何か

　いびきは，すやすやとした寝息とは違って，病的な状態であると言えます．しばしば誤解されるように，いびきは健康な，あるいは熟睡のしるしではないのです．

　いびきの本態は，狭くなった上気道を呼吸気流が通過する際に，上気道の壁やそこの付着物などが振動して起きる雑音です．

　なぜいびきが起きるかは，図2-1をふたたび見てください．通常の睡眠でも，上気道は狭くなることをすでに述べました．その上気道の狭窄が強くなれば，狭いところを通して換気を維持するために，呼吸筋活動（横隔膜など）が高まり，呼吸気流は狭窄部で流速を大きくします．それは，物理学でいうベルヌーイの効果で，狭窄部以下で急速な圧力低下をともない，乱流の程度が強くなり，圧力低下にともない上気道内壁はさらに内方に引き寄せられ，さらに狭窄を強めます．それらが，いずれも上気道の振動，つまりいびきを悪化させます．

　若い頃は慎ましやかな奥様でも，更年期を過ぎたあたりから，急速にいびきをかく方が増えます．つまり，一般には，いびきは男性に多いのです．このことから，いびきの一因に，女性ホルモンが関係しているとも言われます．ただし，女性ホルモンがどのような機序でいびきに関与するかという点は未解明としてよいでしょう．いびきの多くの場合は，なんらかの原因があります．家

族的に，いびきをかきやすい体質もありますが，それは肥満や，顎や首などの体型的な問題であると思います．すなわち，いびきをかきやすい状態は，肥満（とくに首が太く短いような），小さな下顎，扁桃腺やアデノイドの肥大，鼻中隔弯曲症，飲酒，喫煙，睡眠薬の服用などです．睡眠時の体位も問題で，横向き（側臥位）のほうがいびきは少ないのです．また，飲酒や喫煙習慣，睡眠薬なども，いびきの発生と関連します．

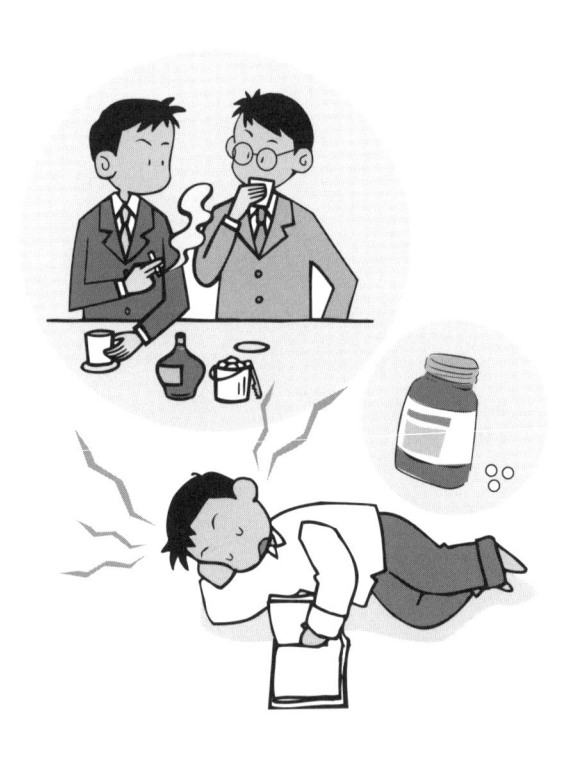

人類学的な考察では，現代人はいびきをかきやすくなっていると言えそうです．類人猿や原人が現在の人類の原型なのかどうか，つまり進化論そのものに疑問がないわけではありませんが，そのような古い頭蓋骨と比較すると，現代人は，いくつかの特徴的な差異があります．1つは，鼻の位置が次第に目の方に近づき，上顎骨のせり出しが小さくなっていることで，鼻腔が狭くなっていびきをかきやすくなっているのです．もう1つ，重大な変化は下顎骨の退化です．最近，いわゆる親知らず（大臼歯）が退化して小さくなった下顎骨から横に生えるようになっていますし，下あごが退化していることは咽頭腔が狭くなることを意味しています．後述するように，歯科装具などで下顎を前方にずらすような治療法に効果があるのは，そうした理由によっています．

2．いびきの疫学

いびきをかく方，とくに女性は，ずいぶんと気兼ねをしながら生活をされているものです．しかし，いびきをかかない人はいないと知れば，精神的に楽になるでしょう．いままでは，「いびき」で医者にかかっても，満足に相手にはしてくれなかったのですが，現在は医師の認識も改まってきて，専門外来もあるほどです．

名古屋大学の粥川裕平らの6,715人の調査（外来患者）では，男性の16%，女性の6.5%が習慣性のいびきをもっていたそうです．

日本の4つの大学と名古屋の1つの企業の,合わせて3,560名の調査で,習慣性にいびきをかく方は,男性の20.1％,女性の5.0％に見られました.男性では,年齢とともに上昇し,50歳台にピークがあり,女性は50歳台から増加して70歳台にピークがありました.

　このように,いびきには加齢の影響がありますから,諸データを単純に比較はできないのですが,有名なイタリアのLugaresi,米国のSchmidt-Nowara,スウェーデンのGislasonらの成績では,男性がそれぞれ24.1％,27.8％,15.5％で,女性が13.8％,11.3％,11.2％でした.

　それぞれが成人を対象とするものですが,幼小児でも,アデノイド,扁桃肥大などの器質的な病気でいびきをかく場合が少なくはありません.

3．いびきが関わる疾病

　いびきは病的な状態であり,不健康な睡眠の徴候であると述べました.それは,いびきが,さまざまな原因をもち,またさまざまな疾病の発生につながるからです.それらの代表的なものをいくつか挙げてみましょう.

　一般的には,いびきを悪化させるのは,肥満・睡眠薬・飲酒・喫煙です.

1) 閉塞型睡眠時無呼吸低換気症候群

いびきと密接に関係する疾患,あるいはいびき自体が健康に影響する深刻なものである場合が,いくつか存在します.

代表的なものが,SAS(睡眠時無呼吸症候群)です.松本清張さんの小品「夜が怕い」には,「鼾声雷の如しという言葉があるが,父はそんなものではなく,ごうごうとならしていびきをとつぜん停止するのである.呼吸も止めている.その間が長い.そのまま死んだのではないかと傍らの者が心配して様子を窺うくらいだが,そのうち父は溜まった息を苦しそうにふうーと大きく吐いて,さも安心したように再びいびきをかきはじめるのである.この間歇的ないびきと呼吸の停止は医学上の名があることを,後年になって知った.睡眠時無呼吸症候群というのだそうである」と,作家らしく特徴をよく掴んで書いておられます.近年,この病態について大きな関心がもたれていますので,別章で扱います.

2) 重症いびき症(Heavy snorers disease)

習慣的ないびきをもつ患者は,後述する睡眠時無呼吸低換気症候群と密接に関連することですが,無呼吸がないような状態でも,早くから治療を考慮すべき対象も少なくないのです.重要なことは,この重症いびき症がさまざまな疾病の原因になる(後述)ことなのです.

そこで,重症いびき症の自然経過を,昼間の眠気といびきとから,4つの段階に分類する研究者(Lugaresiら)もいます.参

考までに掲げますと，Stage 0 は，重症のいびきのみ，Stage 1 は初めに昼間の眠気が出現し，延長した睡眠時間の一部でいびきが間歇的に出現する状態，Stage 2 は明らかに重症いびき症と呼ばれるべきもので，昼間の眠気と全睡眠時間中にいびきが間歇的に存在する状態です．Stage 3 は合併症期で，心肺障害が出現します．

いびきは，上述の心肺障害に限らず，たとえば Partinen の報告（1987年）では，40～69歳の4,388人を3年間追跡調査すると，いびきをかくグループでは，1,296名のうち脳血管障害を起こした者が16名，いびきをかかないグループでは480名のうち0名でした．

3）上気道抵抗症候群（Upper airway resistance syndrome；UARS）

Guilleminault ら（1991年）は，昼間の過眠（excessive daytime sleepiness；EDS）を示す患者のなかに，無呼吸も低換気もなく，頻回の覚醒を繰り返し，しかも夜間の酸素飽和度の低下を示さない一群の患者群がいることを見つけ，これを上気道抵抗症候群という名称で発表しました．この患者群では，男性は100%いびきをかきましたが，女性の25%はいびきがなく，特徴的なことは，食道内圧の測定（空気の入ったゴムなどの袋がついた管を食道に入れます．この圧力変化は，胸腔内圧，つまり，肺の膨らみに関係する胸膜腔の圧力を反映します）で，換気努力がいちじるしく，胸腔内圧が吸息時に著明に陰圧化することでした．さらにまた，

睡眠潜時（multiple sleep latency time；MSLT）が短縮しています．睡眠潜時は，床についてから入眠するまでの時間で，昼間の過眠が強い患者では短縮しています．それが，覚醒（脳波的な）の原因となり，昼間の過眠につながるわけです．

Guilleminaultらの上気道抵抗症候群の診断基準は，① 日中の眠気，過眠の存在，② 睡眠潜時（MSLT）の短縮，③ 努力性換気（食道内圧の低下），④ 最大換気努力（食道内圧最低）直後の覚醒反応の4項目です．

このUARSは，当初米国の保険会社が医療費給付の対象にする，しないという論争を起こしたのですが，1999年に米国睡眠医学会は，呼吸努力関連覚醒（RERA；respiratory effort related arousals）イベントとして明確な定義を下し，睡眠時無呼吸症候群と生体に対する影響については同じであるという結論を導きました．

その定義は，「呼吸努力の増加により覚醒を来すが，無呼吸や低呼吸の基準を満たさないもので，以下のA＋Bを要件とする．A：徐々に食道内圧が低下し，突然陰圧の程度が小さくなり，覚醒とともに終了する，B：イベントの持続は10秒以上である」でした．

4）肥満低換気症候群（ピックウィック症候群）

多くの教科書に記載されているように，Burwellら（1956年）が，Dickensの作品名の一部であるPickwick Clubの登場人物

に因んで Pickwick 症候群と名付けられました．その登場人物は Joe という少年で，彼の特徴は，高度の肥満と居眠りでした．同様な患者について検査を行った Burwell らは，ピックウィック症候群の診断のための 8 徴候として，高度の肥満，傾眠（昼間の過眠），筋肉の攣縮，チアノーゼ，周期性呼吸，二次性多血症，右心肥大および右心不全を挙げました．

　一般には，肥満と傾眠が長期に進展しない限り，右心肥大や右心不全は発症してきませんが，高度の肥満と肺胞低換気をともなう症例をピックウィック症候群とする場合もみられ，それらを肥満低換気症候群（obesity hypoventilation syndrome；OHS）と呼ぶようになったのですが，この病態では高度のいびきをともなうのが特徴で，入眠潜時（MSLT）の著明な短縮も見られます．

　後年，Gastaut らが肥満低換気症候群の患者のポリソムノグラフィーで，ピックウィック症候群の患者には睡眠時無呼吸が頻発することを報告し，現在は，肥満低換気症候群は，上気道閉塞による睡眠時無呼吸（肺胞低換気を起こす）が本態であると考えられています．

　余談になりますが，ピックウィック症候群では，患者は Joe という少年なので，ジョー症候群のほうが適切かもしれません．Victor Hugo の Notre Dame de Paris に出てくる脊柱後弯症の鐘楼守の名前が Quasimodo（日本語訳でカジモド）なので，後述するようにカジモド症候群という名前が提唱されました．同様に，

Jean Giraudoux の戯曲，Ondine から，オンディーヌの呪い症候群（Ondine's curse syndrome）と命名された病態は，呪いを掛けられた（病態を示す）のは Hans という騎士なので，ハンス症候群が適切かもしれません．次章で述べる睡眠時無呼吸症候群も，童話の「ジャックと豆の木」に出てくる巨人のいびきが特徴的なので，SAS（ないし肥満低換気症候群）を，Fee-fi-foo-fum 症候群と呼んだ学者もおります．Fee-fi-foo-fum は，童話のなかの，外国のいびきの音の表現です．

4．いびきの治療

だいぶ前の米国での調査結果ですが，いびきの治療法と称せられた方法は300種類を超えて存在しました．その結果が物語るところは，他の疾病でも同じことが言えますが，決定打がなかったということです．

最近のわが国でも，鼻の通りをよくするような点鼻薬，スポーツ選手などが愛用する鼻腔を広げる働きをするプラスティックのバネのようなものの貼付などが用いられることがありますが，決定打にはなりません．しかし，上述したように，いびきは睡眠呼吸障害の重要な徴候でもあり，いびきそのものがさまざまな合併症を招くことも知られるようになって，SAS の治療につかう鼻マスクによる補助換気（nCPAP，鼻シーパップ；後述）が多用され，有効です．

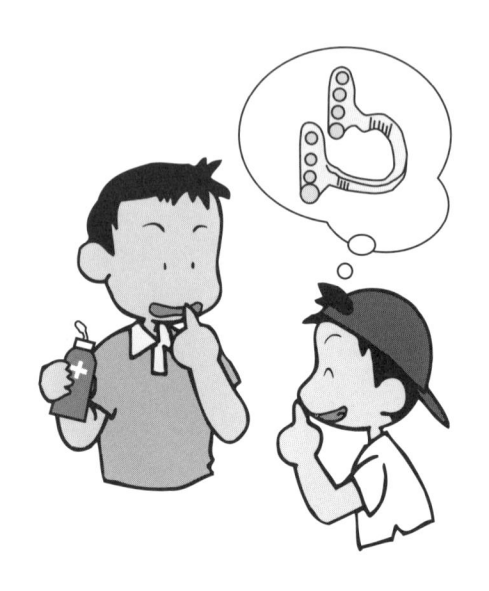

大げさな器具をつけることを嫌う方や，睡眠呼吸障害が軽度な方では，歯科装具（マウスピース）の着用が有効です．これは，下顎を前方に引き出すようにして，咽頭の狭窄を防ぐ働きをします．しかし，厳密には，患者さん一人ひとりの頭蓋骨などの計測をして，オーダーメイドの歯科装具が必要です．

　日常生活では，肥満があれば体重減少を図り，飲酒を控えるなどの基本的な点に注意をはらうべきことは言うまでもありません．

5章
閉塞型睡眠時無呼吸低換気症候群

5章　閉塞型睡眠時無呼吸低換気症候群

1．歴史と定義

　そもそも睡眠時無呼吸症候群（SAS）と名付けて発表したのはGuilleminaultら（1976年）なのですが，前後してさまざまな名称が使われていました．睡眠呼吸障害（SDB；sleep-disordered breathing）という概念で包括すれば，前述のピックウィック症候群（1956年），オンディーヌの呪い症候群（Severinghausら，1962年），睡眠時無呼吸過眠症候群（sleep apnea DOES syndrome；DOESはdisorders of excessive somnolence）などです．

　広く受け入れられてきたGuilleminaultらのSASの診断基準ないし定義は，「1晩，7時間の睡眠中に，10秒以上の無呼吸が30回以上，あるいは睡眠1時間当たり5回以上，nonREM睡眠とREM睡眠の双方の睡眠相に見られるもの」でした．

　この睡眠1時間当たりの無呼吸数を無呼吸指数（apnea index）と呼び，AI ≧ 5が診断の要点でした．低換気を含めれば無呼吸低換気指数（AHI; apnea hypopnea index）と呼びます．

　しかし，この基準で診断すると，成人の非常に多くの人がSASと診断されてしまいますし，治療や予後との関係も不明確でした．そこで，1999年に米国睡眠学会は，次のような閉塞性睡眠時無呼吸低換気症候群（obstructive sleep apnea hypopnea syndrome；以下，OSAHSと略す）の診断基準を発表しました．

「1時間の睡眠中に5回以上の閉塞性呼吸(無呼吸・低換気・換気努力関連の覚醒・3％以上の酸素飽和度の低下)があることに加えて,日中の過度の眠気(傾眠)があり,それを他の要因で説明できない場合か,睡眠中の窒息感または喘ぎ・反復する中途覚醒・睡眠後の不快感・昼間の疲労(倦怠)感・集中力の欠如のうち,2項目以上をもつ場合の,いずれかがある場合に,OSAHSと診断します.

ただ,以上の定義でも,低換気ないし低呼吸の定義には曖昧さ(研究者によって基準が違う)がありました.2001年のMedicare & Medicaid Services(米国の一般的な健康保険)では,次のA,B,Cの3項目を満たすものとしています.

A. 呼吸気流あるいは呼吸振幅がベースラインから30％以上減少,B. 4％以上の酸素飽和度の低下,C. イベントの持続は10秒以上,です.ただ,これも将来的にはさらに改訂を必要とするでしょう.

しかし本稿では,OSAHSとSASないし閉塞型睡眠時無呼吸症候群(obstructive sleep apnea syndrome;OSAS)とを,とくに区別せずに述べていきます.本質的には同じだからです.睡眠呼吸障害(SDB)という呼称は,さらに広い概念で,さまざまな睡眠中の呼吸障害を包括的に示すものとして良いでしょう.

後述いたしますように,AHI ≧ 20 の患者さんの生命予後が悪いので,一般的には治療を行うかどうかの基準はAHI ≧ 20 かど

うかに置かれてきたのですが,上述の診断基準では,AHIの数値から,重症度を,軽症(5〜15回)・中等症(15〜30回)・重症(30回以上)に分けてはいても,nCPAP(経鼻的持続気道陽圧呼吸,エヌ・シーパップ;後述)の治療適応は,日中の眠気などの自覚症状あるいは循環系の合併症がある場合は,軽症(AHI = 5〜15)でも適応とするようになりました.

最近のICSD 2005(International Classification Sleep Disorders 2005)では,OSASの診断基準に若干の修正が加えられた.

診断基準は,以下の項目のA + B + DまたはC + Dの基準を満たした場合にOSASとする.

A. 少なくとも以下の1項目がある:
　1. 覚醒時の睡眠発作,昼間の眠気,熟睡感欠如,倦怠感,不眠
　2. 呼吸停止,あえぎ,あるいは窒息感とともに覚醒
　3. ベッドパートナーによる,大きないびき,あるいはおよび呼吸停止の報告

B. PSGによる以下の所見:
　1. 1時間に5回以上の呼吸イベント(無呼吸,低呼吸,あるいはRERAs)
　2. 各呼吸イベントのすべて,あるいは一部で,呼吸努力が確認される(RERAsの場合は食道内圧の測定がベスト)

C. PSGによる以下の所見:

1. 1時間に15回以上の呼吸イベント（無呼吸，低呼吸，あるいは RERAs）
2. 各呼吸イベントのすべて，あるいは一部で，呼吸努力が確認される（RERAs の場合は食道内圧の測定がベスト）

D. 他の睡眠障害，医学的あるいは神経学的異常，治療薬や薬物と関連した異常では説明が出来ない．（以上，藤田保健衛生大学榊原博樹教授の訳による）

2．病態生理

睡眠呼吸障害には，呼吸に関わる中枢神経系の問題と，主として上気道の狭窄ないし閉塞の2つの側面があることはすでに述べました．

その2つの複合要因によって起きている現象は，睡眠時無呼吸・低換気 → 肺胞ガス交換障害 → 低酸素血症・呼吸性アシドーシス（pH 低下，高二酸化炭素血症）あるいは胸腔内圧変動 → 覚醒反応・入眠障害 → 換気再開の反復です．これが，重症の患者さんでは，1時間に30回以上も起きているわけです．重要な点は，呼吸中枢群などに特別な異常がない限り，無呼吸には覚醒反応が起きることです．つまり，そのまま死にいたることはないわけです．

これらの，低酸素血症，呼吸性アシドーシス，覚醒反応（不

5章 閉塞型睡眠時無呼吸低換気症候群

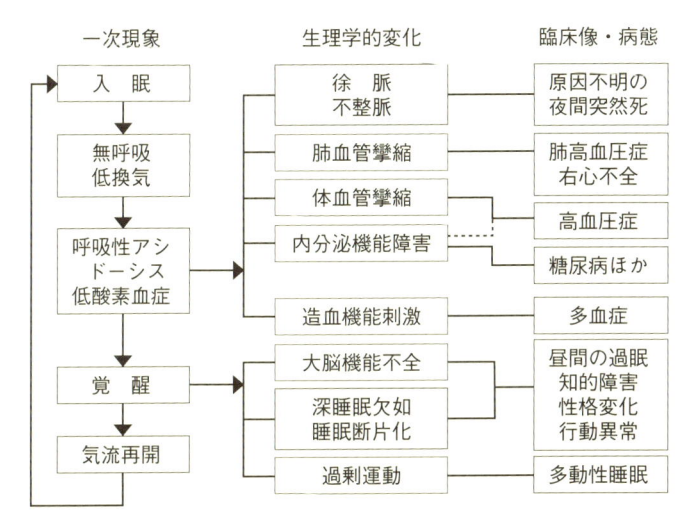

```
一次現象          生理学的変化         臨床像・病態

 入 眠    ┬──  徐 脈       ──  原因不明の
  │      │    不整脈          夜間突然死
  ↓      │
 無呼吸   ├──  肺血管攣縮    ──  肺高圧症
 低換気   │                     右心不全
  │      ├──  体血管攣縮    ┐
  ↓      │                  ├── 高血圧症
 呼吸性   ├──  内分泌機能障害 ┘
 アシ    │                   ── 糖尿病ほか
 ドーシス
 低酸素血症├──  造血機能刺激  ──  多血症
  │
  ↓      ├──  大脳機能不全   ┐   昼間の過眠
 覚 醒   │                   │   知的障害
  │      ├──  深睡眠欠如    ┼── 性格変化
  ↓      │    睡眠断片化    │   行動異常
 気流再開 │
         └──  過剰運動      ──  多動性睡眠
```

図5-1 睡眠時無呼吸での病態生理学的変化とその帰結

眠）などが，睡眠の断片化や深睡眠の欠如を招くことはもちろん，体血管や肺血管収縮，不整脈や徐脈，内分泌・脂質代謝異常，糖代謝異常，血液凝固系の異常，中枢神経系の異常などを起こします．その関係図を図5-1に示しましたが，きわめて単純化してあります．

その帰結として，危険因子重積症候群，代謝性（メタボリック）症候群の項で述べますように，高血圧，虚血性心疾患，心不全，脳梗塞，糖尿病，発育不全，突然死（？），さらには，過眠や性格の変化，知的活動の低下，睡眠中の異常行動，事故などの発生につながります．

3．疫学

 どのような疾患も，最初に報告された頃には，通常，非常に罹病率が高いと報告されるのが常です．いわゆるSASの罹病率も，世界中から多くの調査報告がありました．しかし，調査対象集団の選び方，調査方法，診断基準などに違いがあって，一律に論ずることはできませんでした．

 ただ，諸報告を集約して言えることは，男女差があって，当初は，男性は女性の8倍程度と考えられていましたが，いまでは，およそ2倍と考えられています．

 女性は，閉経期以降に増加するのも特徴です．小児にも，とうぜん見られますが，一般成人では加齢によって増加する傾向が見られます．

 人種間の差も見られるようですから，一概には言えませんが，信頼がおけるとされるTerry Youngらの報告では，40歳以上の一般人口で，男性の4％，女性の2％がSASであったとされます．

 わが国でも，さまざまな報告がありますが，決定的な報告はないと言ってもよく，全人口の，おそらく男性の2％，女性の1％がこの疾病をもつと考えてよいと思います．カナダのKryger教授が来日された時のコメントでは，公共の場所で居眠りをしている日本人がきわめて多く，日本にも，SASは決して少なくないはずだ，ということでした．ハワイ大学のMorgan教授は，Asian Studyの結果から，日本人には，無呼吸ではなく，低換気を呈す

表5-1　睡眠時無呼吸低換気症候群の臨床症状

榊原博樹，他		Guilleminault, C., 他	
臨床症状	有症率（%）	臨床症状	有症率（%）
習慣性いびき	98.3	多動性睡眠	100
日中の過剰傾眠	66.1	習慣性のいびき	94
窒息感をともなう覚醒	28.8	日中の傾眠傾向	78
全身倦怠感	22.0	知的能力の低下	58
起床時の頭痛	16.9	性格の変化	48
不眠	16.9	性的インポテンス	42
睡眠中の異常体動	13.6	起床時の頭痛	36
知的活動の低下	11.9	夜間遺尿	30
性格変化	11.9	起床時の悪心	8
労作時息切れ	8.5	睡眠障害（不眠・覚醒）	?
性欲の低下	5.0		

(榊原博樹，ほか：睡眠時無呼吸・循環障害の疫学．Mebio 11: 74-82, 1994. + Guilleminault C, et al: Clinical Overview of the sleep apnea syndrome. In: Sleep Apnea Syndrome, Guilleminault C and Dement WC (eds), Alan R. Liss, NY, 1978, p.1-12)

るタイプの患者が多いと予測しています．

4．症状

表5-1に，提唱者であるGuilleminaultらと，藤田保健衛生大学の榊原教授らの調査報告を対比して掲げます．多動性睡眠の項が突出した違いになっていますが，当初，わが国では，睡眠時体動等の記録法の導入が遅れていたためと考えられ，日本人にそれがないという意味ではありません．

多動性睡眠を除けば，おおむね同一です．臨床症状として重視されるべきものは，習慣性の重症のいびき，昼間の異常に強い眠気（傾眠），そして睡眠時の異常体動の3項でしょう．

この昼間の過眠（EDS）は，昼食後に眠くなるといったものではなく，たとえば自験例から挙げれば，法事で読経中の僧侶が寝てしまうとか，重役会議で社長の前でいびきをかいてしまうとか，板前さんが眠くて自分の指を天ぷら鍋に突っ込んで揚げてしまうとか，毎月のように追突事故を起こすタクシー運転手さんなどのような，異常な眠気です．

その EDS の強さを患者自身に評価してもらう（昼間の眠気指数）調査票がいくつかありますが，表5-2に，代表的な Epworth Sleepiness Scale の例を掲げました．該当点数の累計が10点以下なら正常，11～12点が軽症，13～15点が中等症，16点以上は重症という一応の区分があるのですが，必ずしも定量的評価が可能なわけではなく，SAS の確定診断にはなりません．

他覚的な臨床所見も，第2章3項に述べたような，ポリソムノグラフィー検査の必要性を考えさせる項目が該当します．別の視点からは，肥満，高血圧，糖代謝異常，原因不明の心不全の存在も，睡眠ポリグラフの適応かもしれません．

最近は，ポリソムノグラフィーの検査機器も大きな進歩を遂げ，無呼吸数や，酸素飽和度低下の時間など，自動的に解析してくれるものが多くなりました．しかし，厳密には，脳波その他の解析

5章　閉塞型睡眠時無呼吸低換気症候群

表5-2　Epworth sleepiness scale

状　　況	点　　数			
① 座って読書している時	0	1	2	3
② テレビを見ている時	0	1	2	3
③ 公の場所で座って何もしない時（たとえば劇場や会議）	0	1	2	3
④ 1時間続けて車に乗せてもらっている時	0	1	2	3
⑤ 状況が許せば，午後横になって休息する時	0	1	2	3
⑥ 座って誰かと話をしている時	0	1	2	3
⑦ 昼食後静かに座っている時（お酒を飲まずに）	0	1	2	3
⑧ 車中で交通渋滞で2～3分止まっている時	0	1	2	3

点数　　0；決して眠くならない　1；稀に（時に）眠くなる
　　　　2；1と3の中間　　3；眠くなることが多い
評価　　正常；10以下　　軽症；11　　中等症；13　　重症；16以上

(Johns MW: A new method for measuring daytime sleepiness: the Epworth sleepiness scale. Sleep 14: 540-545, 1991より改変)

に習熟した医師，技師による全データの目で見る解析も重要です．

そうしたポリソムノグラムの1例を図5-2に示しました．患者は，いびきと，昼間の過度の眠気を主訴に来院した中年男性で，多少の肥満を認めるほかは，通常のあらゆる検査に異常はありませんでした．しかし，睡眠ポリグラフを調べると，ほとんど徐波睡眠（深睡眠）はなく，頻回の覚醒を認め，ほとんどの睡眠時間帯で，酸素飽和度は最小値平均が74%，つまり呼吸不全と定義される状況でした．ポリソムノグラムの解析結果では，1晩の睡眠中に438回の無呼吸があり，無呼吸指数は79，全睡眠時間の74%が無呼吸であるという驚くべき結果でした．

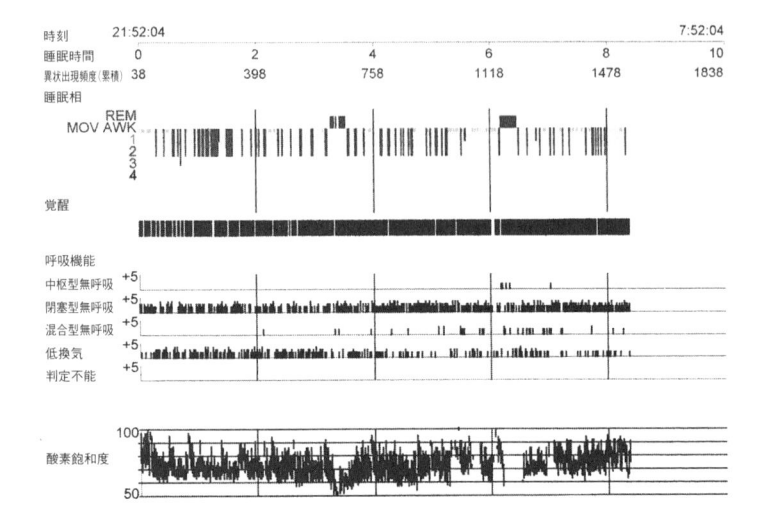

図5-2 睡眠時無呼吸症候群患者のポリソムノグラム例
図中，睡眠相は数字の大きいほど深い睡眠を示すが，ステージ3・4（深睡眠）はほとんど見られない．覚醒は脳波的な覚醒を示す．最下段は酸素飽和度で，1晩中ほとんど90％以下，つまり呼吸不全状態である

5．予後

SASあるいはOSAHSと診断が確定した人を自然経過のままに観察した研究は，誰もが引用する図5-3のHeらの研究が唯一と言ってよいでしょう．唯一といいますのは，この病態に対して鼻シーパップ（nCPAP）治療が卓効を奏することがわかり，無処置で観察することが倫理的にも許されなくなったからです．

1988年に発表されたこの論文は，385名のOSAHS患者の生命予後を9年間追跡調査したもので，AI（無呼吸指数）＜20の患

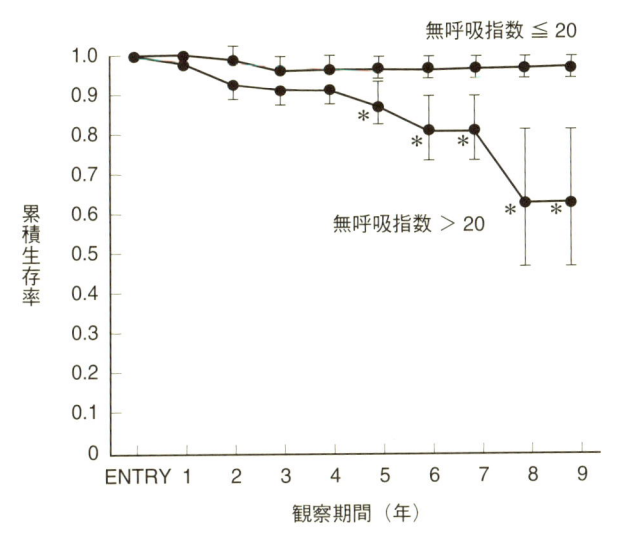

図5-3 睡眠時無呼吸症候群患者の生命予後
(He J, Kryger MH, Zorik FJ: Chest 94: 9-14, 1988 より改変引用)

者の生存率は96%でしたが，AI ≧ 20 の患者群では63%であったという報告です．また，AI ≧ 20 の患者群も，nCPAP で治療をすると死亡しないという事実も明らかになりました．

この論文は，1つには治療の対象となる AI（AHI）を20以上とするという解釈を生みましたが，さらに，放置された患者がなぜ高い死亡率を示したかという問題提起にもなりました．

その後，Dement 博士らのまとめになる「Wake Up America: A National Sleep Alert」という報告書では，SAS の患者は，一般人

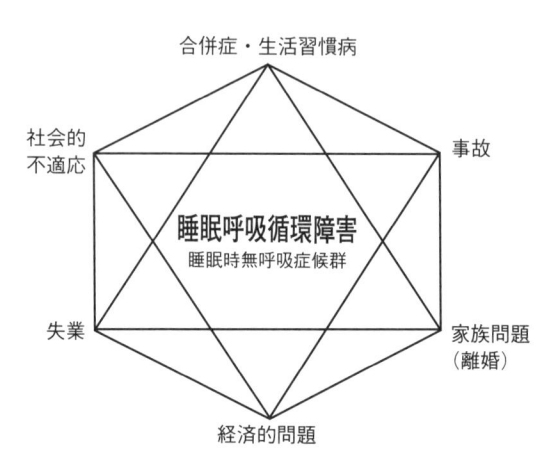

図5-4 睡眠呼吸循環障害と社会生活での悪循環

口に比して，高血圧症が2倍，狭心症が3倍，心筋梗塞や脳梗塞などが4倍の有病率であったと報告しています．糖尿病の合併率も高いのですが，Meslierらの報告では，SAS患者の11％にインスリン非依存性糖尿病（Ⅱ型糖尿病）が見られ，約15～16％に糖代謝異常が見られたとされます．

こうした事実は，SASないしOSAHSが，いわゆる生活習慣病と密接な関連をもつことを示唆し，最近では，後述するような危険因子重積症候群（multiple risk factor syndrome；MRFS）ないしメタボリック（代謝性）症候群（metabolic syndrome）の一環として捉えられようとしています．

SASやOSAHS患者の予後に影響する因子は，単にそうした合

併症にとどまらず，事故の多発，病態が原因となった失業，治療費にともなう経済的問題，離婚などが複合的に働き，「生活の質」の低下を招いていると推定できます．そのような関係を図示すれば，図5-4のようになり，悪循環形成性が起きているのです．

6．事故の原因としての睡眠呼吸障害

多くの研究者が早くから警鐘をならしていたのですが，わが国の国民の多くがSASという病気を認識したのは，2003年に起きた山陽新幹線運転手の居眠り運転事件でしょう．そこで，事故に関連する項目を別に設けてみました．

SASの重要な徴候は昼間の異常な眠気であると書きました．しかし，現代で大きな問題になっているのは，いわゆるshift workerの増加です．1978年の米国の報告では，shift workに従事するものが20％でした．現在はさらに増えていると思います．同じ問題が，わが国でも起きています．従来から，看護師，警察官，消防士など，3交代勤務あるいは終夜勤務などに従事する人々がいたわけですが，最近では，長距離便トラック運転手，終夜営業のコンビニエンス・ストアの増加など，生活形態そのものが「夜行性」になってきて，そのための睡眠障害が問題になっています．

すでに述べた「Wake Up America」には，居眠りや睡眠不足が原因となった交通事故，鉄道事故，海運事故，航空事故，原子力

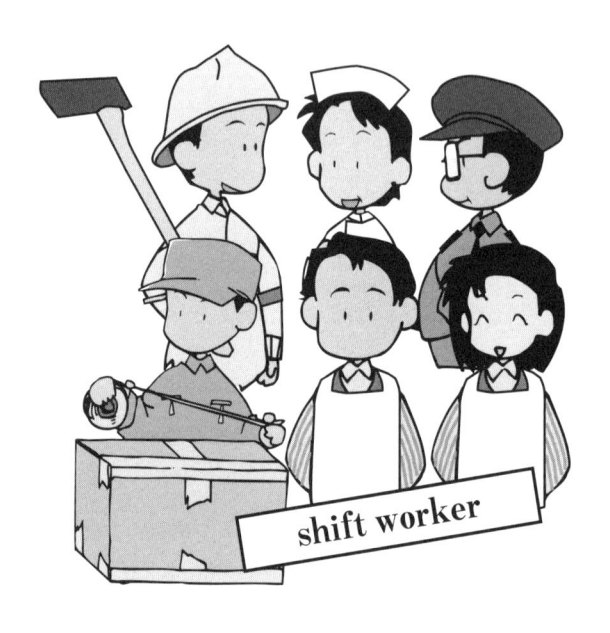

産業事故，病院での事故，軍事作戦での事故，宇宙飛行事故の具体的な例が述べられています．

それらのすべてを紹介できませんが，まず一般的に自動車事故に関する調査研究を紹介しますと，米国での年間約20万件の自動車事故が居眠りに関連するとされます．

Findleyらの報告では，SASの患者は，一般の健康なドライバーの7倍の自動車事故を起こしていました．日大・赤柴らの研究でも，SAS患者に1年間nCPAP治療を行うと，その自動車事故，ニアミスは有意に減少したとされます．前述したように，タ

クシー・ドライバーでも，事故のリピータには検査が必要でしょう．

　睡眠不足や居眠りが原因に関わると公的機関が判定した，世界的に有名な事故には，チェルノブイリやスリーマイル島の原子炉事故，スペースシャトル・チャレンジャー号の空中爆発事故，旧エクソン社のタンカー，ヴァルデス号の座礁事故などがあります．

　アラスカのプリンス・アルバート海峡で発生したエクソン社のタンカー，ヴァルデス号座礁事故で，たった一人の航海士（見張りの甲板員）の居眠りが原因だったのです．考えさせられる問題は，船の損害額は約250万ドル，積み荷の原油の損害は約340万ドルですが，原油の流出にともなう環境浄化に，なんと18億5,000万ドルを要したことです．

　こうしたことは，パイロット，公共の乗り物の運転手などに，睡眠ポリグラフ（ポリソムノグラフィー）による検査が必須項目であると考えざるをえません．さらに shift work がもたらす悪影響を明らかにし，対策を講ずる必要があります．病院の医療従事者についても同じことが言えます．

　ちなみに，米国は睡眠障害に関する関心が高く，全国に2,000カ所に及ぶ睡眠センターがあります．このように睡眠医学が進歩した理由は，睡眠障害に経済損失が年間約70兆円にのぼることが明らかになったからで（塩見利明），わが国のこの方面の遅れは，アジアの国々のなかでも目立っているのです．

6章
その他の睡眠時無呼吸低換気症候群

1. 原発性（中枢型）睡眠時無呼吸症候群

実は，SASを閉塞型（obstructive）と中枢型（central）に分類することが多いのですが，純粋な中枢型は少なく，通常は両方のタイプの無呼吸が混在し，どちらが優位に存在するかで分類されることが多いので，SASの項目ではあえて触れずにおきました．

閉塞型無呼吸は換気運動をともなっているのに，上気道が塞がって呼吸気流が生じないのですが，中枢型の無呼吸は換気運動がなく，ポリソムノグラムを見れば，胸郭や腹壁の運動がなく，呼吸気流がない状態，言ってみれば，死んでいるように見える無呼吸です．この原因は，呼吸中枢群からの換気刺激が杜絶する，つまり呼吸中枢群の機能異常にあります．このような患者さんに，換気応答試験と言って，通常なら換気が増えるような二酸化炭素を含む空気や低酸素の空気を吸入させても，反応しないのです．

ここで，なぜ呼吸は睡眠中でも止まらないかということを考えておく必要があります．図6-1は呼吸制御系の模式図です．呼吸の自律性（電気刺激の規則的発生）は，脳幹部を中心に散在する呼吸ニューロン群（呼吸中枢群）でなされ，脊髄経路を経て，電気的信号が呼吸筋（主として横隔膜）に伝えられ換気が維持されます．いっぽう，肺や気道の拡張などにともなう反射は呼吸ニューロン群にフィードバックされます．さらに，呼吸ニューロン群の機能の適正な維持には，動脈血のpH，酸素分圧，二酸化炭

素分圧などの情報が中枢化学受容器および末梢化学受容器で感知され，呼吸ニューロン群にフィードバックされます．以上が，眠っていても維持される呼吸の基本的なメカニズムです．

　このシステムに異常があっても（原発性肺胞低換気症候群やオンディーヌの呪い症候群のような），換気を維持するシステムが少なくとも2系統存在します．1つは，自分の意志による随意調節機構で，私たちも，呼吸を任意に変えることができるという事実でそれを理解できるでしょう．もう1つは，随意調節も一部に含まれますが，意思・精神状態・会話，あるいは筋紡錘など，呼吸筋の動き（体動）などで修飾される行動性調節（behavioral control）と呼ばれるものがあります．

　原発性肺胞低換気症候群では，こうした随意調節，行動性調節が睡眠によって消失し，換気の自律性が失われます．戯曲「オンディーヌ」の呪いを掛けられた騎士ハンスの状態がそれです．彼は，手足はもちろん，心臓も，呼吸も，自分で意識して行わなければ止まってしまい，死んでしまうという呪いを水の精にかけられたのです．

　この中枢型睡眠時無呼吸症候群のうち，原因のわからない，あるいは先天的ないし後天的な要因を考えなければならないものを原発性肺胞低換気症候群（primary alveolar hypoventilation syndrome；PAH）と呼びます．

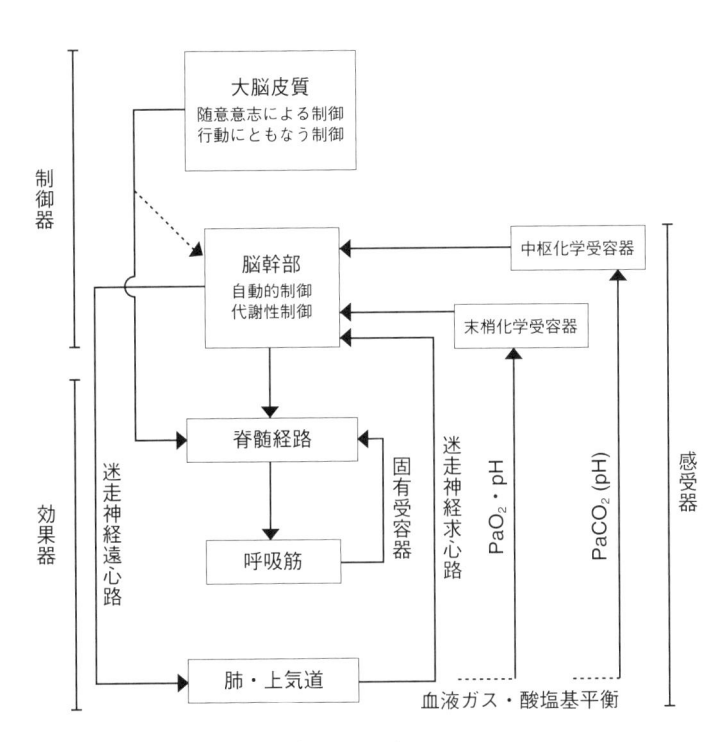

6章 その他の睡眠時無呼吸低換気症候群

```
                ┌─────────────────┐
                │   大脳皮質       │
                │ 随意意志による制御 │
                │ 行動にともなう制御 │
                └─────────────────┘
                        │
                        ▼
                ┌─────────────┐    ┌──────────────┐
制              │   脳幹部     │◀───│ 中枢化学受容器 │
御              │  自動的制御  │    └──────────────┘
器              │  代謝性制御  │◀───┌──────────────┐
                └─────────────┘    │ 末梢化学受容器 │
                        │          └──────────────┘
                        ▼
                ┌─────────────┐
                │   脊髄経路   │
                └─────────────┘
    迷              │          固  迷
    走              ▼          有  走         Pa    Pa     感
    神          ┌───────┐     受  神         O₂    CO₂    受
    経          │ 呼吸筋 │     容  経         ・    (pH)   器
    遠          └───────┘     器  求         pH
    心              │              心
    路              ▼              路
                ┌─────────────┐
効              │   肺・上気道  │
果              └─────────────┘
器                      │
                        └──── 血液ガス・酸塩基平衡
```

図6-1 呼吸制御系；呼吸調節のメカニズム

このPAHとしばしば同一に扱われるものにオンディーヌの呪い症候群（Ondine's curse syndrome）があります．この名前の由来はすでに述べましたが，実はSeveringhausが命名したこの病態は，高位頸髄ないし脳幹部付近の外科手術の後に発生した3例の症例，つまり原因が明確なもので，その場合には原発性とは言わずに，正確には中枢性睡眠時無呼吸症候群（Central alveolar hypoventilation syndrome）と呼ぶべきです．

　小児の疾患として知られるヒルシュスプルング病（先天性巨大結腸：Hirshsprung disease）と関連して，遺伝子異常が明らかになったものにOndine-Hirshsprung syndromeがありますが，その意味でも，PAHが遺伝子異常に関わることが示唆されます．

　PAHには不全型が少なくなく，もし完全に呼吸中枢群の機能が働かない症例であれば，昼間は視覚，聴覚，意識的努力で換気が維持されても，睡眠時には完全に換気停止を招きます．したがって，その治療には，人工呼吸器をつけるか，心臓のペースメーカと同じに，横隔神経に電気刺激を送る横隔膜ペーシングという治療法が必要になります．ただ，この横隔膜ペーシング法は，保険診療の適応外で，200万円ほどの費用がかかり，しかも，体内に電極と発振器を埋め込むという手術が必要になります．ある報告では，ロッキング・チェアが有効とされますが，それは行動性調節の補助を受けるという意味があるでしょう．

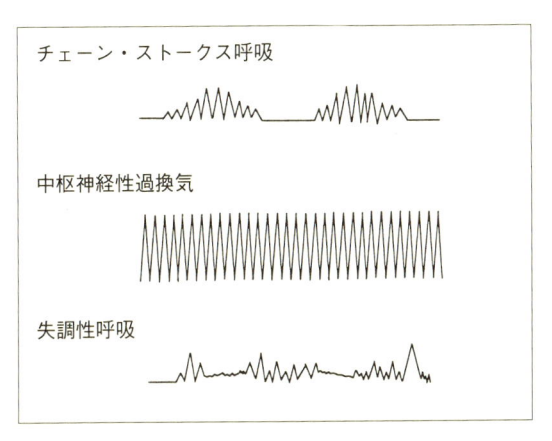

図6-2 チェーン・ストークス呼吸とその他の中枢性異常呼吸パターン
(菊池喜博・川上義和編:呼吸調節のしくみ,文光堂,1997, p.133より引用)

2. チェーン・ストークス呼吸

チェーン・ストークス呼吸(Cheyne-Stokes respiration；以下CSRと略す)は図6-2のように,換気が漸増した後に漸減し,その後に無呼吸をともなう換気パターンを周期的に反復するものです.

歴史的に古くから知られ,Hunter(1781年),Cheyne(1818年),Stokes(1854年)らが,脳出血と心不全の患者や心臓大血管疾患の患者で観察しました.一時は,臨終に近い呼吸の状態と解されたこともありましたが,現在では決して珍しい現象ではないと考えられています.とくに,呼吸調節系の未発達な乳幼児でしばし

ば観察されます．

　CSRのコンピュータ・シミュレーションなどからも，その発生機序には，呼吸調節のフィードバック系の不安定性，循環時間の延長，中枢のオッシレータ機能の顕性化，ガス・ストアによる肺胞気ガス分圧のダンピング効果が関与するとされますが，詳しい説明は省略します．

　このCSRは左心不全患者では比較的よく観察されますが，いまでは中枢型睡眠時無呼吸の1つと考えられており，nCPAPの導入でこのCSRは消失します．

3．カジモド症候群

　1981年に，SASの提唱者であるGuilleminaultは，"The Quasimodo" syndrome during sleepという論文を発表しました．Quasimodoは，Victor HugoのNotre Dame de Paris（日本語に翻訳されたとき，「ノートルダムのせむし男」という不適切語が含まれました）に登場する鐘楼守の男で，カジモドと訳されています．カジモドの性格的な問題も睡眠呼吸障害に起因するのではと，Guilleminaultは推測しています．

　その論文では，5例の重症な脊柱後側弯症（Kyphoscoliosis）の患者に，睡眠中のさまざまなタイプの換気障害（無呼吸・低換気・酸素飽和度低下）が，とくにREM期に著明で，1例では血圧上昇が記録されています．

6章 その他の睡眠時無呼吸低換気症候群

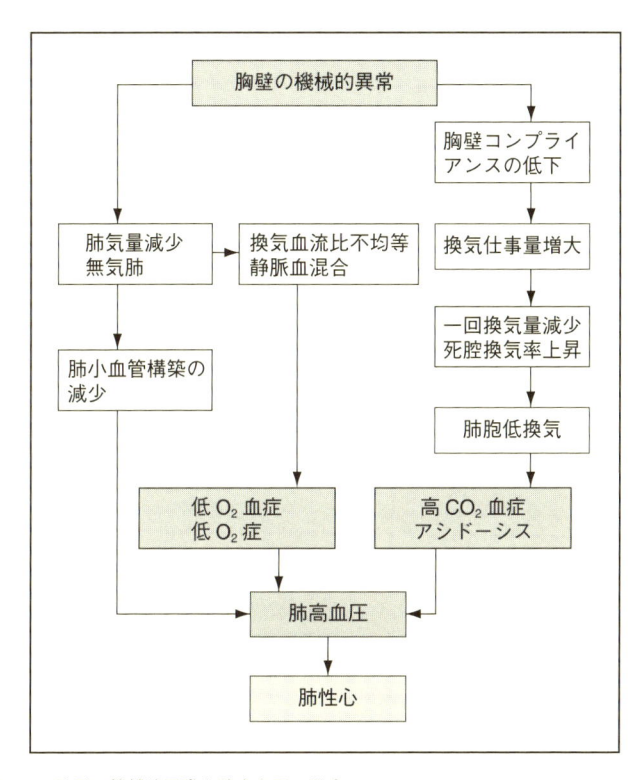

図6-3 胸壁の機械的異常と肺高血圧の発生
(Grippi MA and Fishman AP: Respiratory failure in structural and neuromuscular disorders involving the chest bellows. In: Pulmonary Diseases and Disorders, 2nd ed, vol 3, Fishman AP (ed), McGraw-Hill Book Co., NY, 1988, p.2299-2314より, 改変引用)

　実はGuilleminaultより1年早く，Mezonらが5例の重症脊柱後側弯症の報告をしていますが，1例に睡眠時の強い酸素飽和度低下，3例に睡眠時無呼吸とCSRを認めています．古くから，

重症脊柱後側弯症の患者では，夜間突然死をすることが知られており，最近では睡眠呼吸循環障害との関連が疑われています．

図6-3は，脊柱後側弯症を含めて，胸壁（この定義は，胸郭と横隔膜を含みます）の機械的異常がどのような影響を与えるかを，Fishmanらの文献から引用したものです．肺胞低換気，呼吸性アシドーシスなど，睡眠時無呼吸と共通であることが理解できるでしょう．

4．ナルコレプシー

ナルコレプシー（narcolepsy）は「睡眠発作」とも訳されていますが，4つの特徴的な症状があります．① 日中の過度の傾眠，② カタプレキシー（脱力発作），すなわち，笑い，怒り，驚きなど，感情の大きな変化の後に起きる諸能力の低下ないし麻痺の短い発作，③ 睡眠麻痺（入眠時に起きる筋肉の麻痺），④ 入眠時幻覚の4つです．

ナルコレプシーは，遺伝的素因も示唆されていますが，原因不明の神経系障害に基づく疾患です．発症年齢は15歳から30歳ほどですが，診断にいたるまで長期間，症状に悩み苦しむ例が少なくありません．

これまで，ナルコレプシーは稀な疾患とされてきましたが，診断の進歩によって，意外に少なくない病態と考えられるようになりました．米国の推計では，25万人から37万人強の患者がいると

推定されていますが,実際に診断されている患者数は約5万人に過ぎないとされます.

ナルコレプシーの治療はなかなか難しいのですが,傾眠には中枢神経刺激薬,脱力発作などには抗うつ薬,モノアミン酸化酵素阻害薬などが使われます.

7章
睡眠呼吸循環障害と生活習慣病

1．SAS（OSAHS）と心血管系イベント

 すでに，SAS患者では，高血圧，狭心症，心筋梗塞の有病率が，一般人の2倍から4倍の大きさにあると述べました．最近は，OSAHSと心血管系の関係が次第に明らかになり，慢性心不全に対する酸素療法（在宅酸素療法）の効果に関する報告が増えつつあり，在宅酸素療法の適応にもなりました．

 このような考え方の基礎には，Braunwaldらの提唱した「心血管性イベントの連続性」（cardiovascular continuum）という概念があります．簡単にまとめれば，肥満・糖尿病・高血圧などの存在 → 血管機能障害・血管病変 → 組織障害（心筋梗塞）・病的リモデリング → 標的臓器機能障害（心不全）→ 終末期臓器不全 → 個体の死，という連続性を言います．

 Javaheri（1998年）は，左室駆出率（LVEF）＜ 45％の心不全患者81名の51％にSASを認めました．内容は，CSRを含む中枢型無呼吸が40％，閉塞型が11％でした．同様に，Bradleyら（1999年）は，450名の心不全患者の53％に睡眠呼吸障害を認め，中枢型が25％でした．

 そうした患者に在宅酸素療法（home oxygen therapy；HOT）を行うと，CSRの短縮，運動耐容能の増加，睡眠呼吸障害の安定化を認めています．

わが国の多施設共同研究（2002年）でも，HOTが心不全患者の無呼吸低換気指数，酸素飽和度低下指数，左室駆出率，身体活動指数を，いずれも有意に改善したと報告しています．

　以上のようなSAS（OSAHS）と心血管系のイベントとの関連について，いくつかの推論が可能です．まずは肥満との関連で，肥満度を示すBMI［body mass index；体重（kg）÷ 身長（m）÷ 身長（m）］が大きくなるとOSAHSを増加させ，またアンギオテンシン系を活性化します．さらにOSAHSそのものが交感神経活動を亢進させます．交感神経系はアンギオテンシン系を賦活し，ともに高血圧を発生します．夜間に起きたそれらの現象は昼間にも影響を与えます．表7-1は，そのような知見をまとめてみたものです．

　HOTやnCPAPは，その意味で心不全の治療にも意義があると考えられます．

　心血管系イベントのもう一つ重要な点は，SAS患者の脳梗塞発症の危険が4倍も高いという事実です．そうした数値は疫学的な調査によりますので，それをメカニズムの上から実証的に証明する試みを小野容明（東海大学）らがいたしました．

　要点のみをご紹介しますと，古くVirchowが血栓形成の因子として，① 血管壁の変化，とくに血管内皮細胞の変化，② 血流の変化，③ 血液（血小板）凝集の亢進を挙げたのですが，小野らが証明したのは，SAS患者では，① 血管内皮細胞障害因子

表7-1 OSAHS と Cardiovascular Continuum: 最近の知見

- 脈波伝搬速度（PWV）は SAS 群で亢進させる

- 心拍数（増加は予後を悪化させる）と関連する
  アディポネクチン（循環器疾患の発症リスクを軽減）と心拍数に負の相関があり，nCPAP で改善する

- OSAHS は交感神経活性を亢進させる

- OSAHS は血管作動性ホルモンの異常を招く
  BNP（Brain Natriuretic Peptide）は nCPAP で低下する

- 選択的 Angiotensin 受容体ブロッカー（ARB）は？

(von Willebrand 因子）が高く，② 平均血圧が高いが，SPECT で見た脳血流は減少していること，③ 血小板凝集因子が亢進していることで，しかもそれらの異常が nCPAP 治療によって正常化することでした．

2．危険因子重積症候群

前項では，心不全に焦点を当てましたが，虚血性心疾患や動脈硬化の発生にはいくつかの危険因子があって，それを併せもつ人に発症の危険が高いという考え方が生まれました．それが危険因子重積症候群（multiple risk factor syndrome）です．

その先駆的な仕事はわが国の松澤佑次教授の「内臓脂肪蓄積症

表7-2 危険因子重積症候群・代謝性症候群

	肥満・内臓脂肪	インスリン抵抗性	高脂血症	高血圧症	睡眠時無呼吸
内臓脂肪蓄積症候群（松澤, 1987）	◎		◎	◎	
Syndrome X (Reaven, 1988)		◎	◎	◎	
死の四重奏（Kaplan, 1989）	◎	○	◎	◎	
Syndome X plus (Zimmet, 1990)	○	◎	◎	◎	
死の五重奏（太田ほか, 1992）	◎	○	◎	◎	◎
Syndrome Z (Wilcox, 1998)	◎	◎	◎	◎	◎

候群」という考え方と申してよいでしょう．松澤教授は，内臓脂肪蓄積・耐糖能異常・高トリグリセリド血症・低HDLコレステロール血症・高血圧の合併例の危険を指摘しました．

内臓脂肪蓄積は，インスリン抵抗性を介した病態，遊離脂肪酸を介した病態，内臓脂肪が分泌するサイトカインを介する病態などによって，多彩なリスク・ファクターを生ずると考えました．

その後，表7-2に示すようないくつかの類似の概念が提唱されました．不気味なネーミングは「死の四重奏」（The deadly quartet）ですが，肥満・耐糖能異常・高トリグリセリド血症・高血圧の4危険因子の合併を指します．

しかし，すでに述べましたように，SAS（OSAHS）はさまざ

まな病態を引き起こす原因になっています．そこで，私たちは睡眠呼吸障害を加えたものを「死の五重奏」(The deadly quintet)と勝手に呼んでいたのですが，後年，Syndrome Z という名称で，まったく同じ考え方が発表されました（Wilcox ら，1998）．

SAS と糖尿病（インスリン非依存性糖尿病，Ⅱ型糖尿病）との関連も確立されたと言ってよいでしょうが，すでに述べたように，疫学的な合併率の報告には大きな幅があります．平均的には，SAS 患者のおよそ12〜15％に糖尿病があると考えてよいでしょう．

SAS と糖尿病については，小野らの臨床研究が疫学的な結果を補っています．それは，SAS 患者では，平均血糖値，HbA1c，血中インスリン値が高く，それらが nCPAP 治療で正常化するという事実です．

3．代謝性症候群（メタボリック・シンドローム，metabolic syndrome）

最近，上述の危険因子重積症候群という呼称は，それぞれの危険因子（リスク・ファクター）が誤った生活習慣に起因することや，相互に密接に関連する「代謝」という概念で統一されることから，メタボリック（代謝性）症候群（metabolic syndrome）という名称が，より広い意味で使われるようになりました．

榊原博樹教授の定義では，「誤った生活習慣によって，肥満，高血圧，耐糖能異常，脂質代謝異常などの危険因子が重積し，動

脈硬化や冠動脈・脳血管疾患の発症リスクが高まった病態」で，「閉塞型睡眠時無呼吸低換気症候群は，それを合併することが多い」とされます．榊原らのデータでは，OSAHSの41.6％に代謝性症候群が合併していたとされます．

睡眠呼吸障害と代謝性障害の発生の因果関係については，さまざまな仮説，研究が発表されていますが，図7-1に，塩見らによる関係図を引用させていただきます．

この図を見ても理解されるように，代謝の経路やそれぞれの部位での異常が相互に関連して，代謝性症候群という全体的な異常を起こしてくることが理解されましょう．またそれぞれのステップには，さまざまな化学物質，ホルモン，サイトカインなどが関与し，どの因子が「源流」をなすかは不明な点が少なくありません．

一例を挙げれば，肥満が，睡眠時無呼吸にも，心不全にも，糖尿病にも関連し，またそれぞれの疾患が，なんらかの媒体を介して悪影響を与えるわけです．京都大学の陳和夫は，肥満に関連するレプチン（leptin）が睡眠時無呼吸の患者で増加しており，nCPAP治療で，レプチンも，皮下脂肪・内臓脂肪も，悪玉コレステロール（LDL cholesterol）も低下すると報告しています．この場合も，何が第一義的な意味をもつかは未詳と言わざるをえないでしょう．

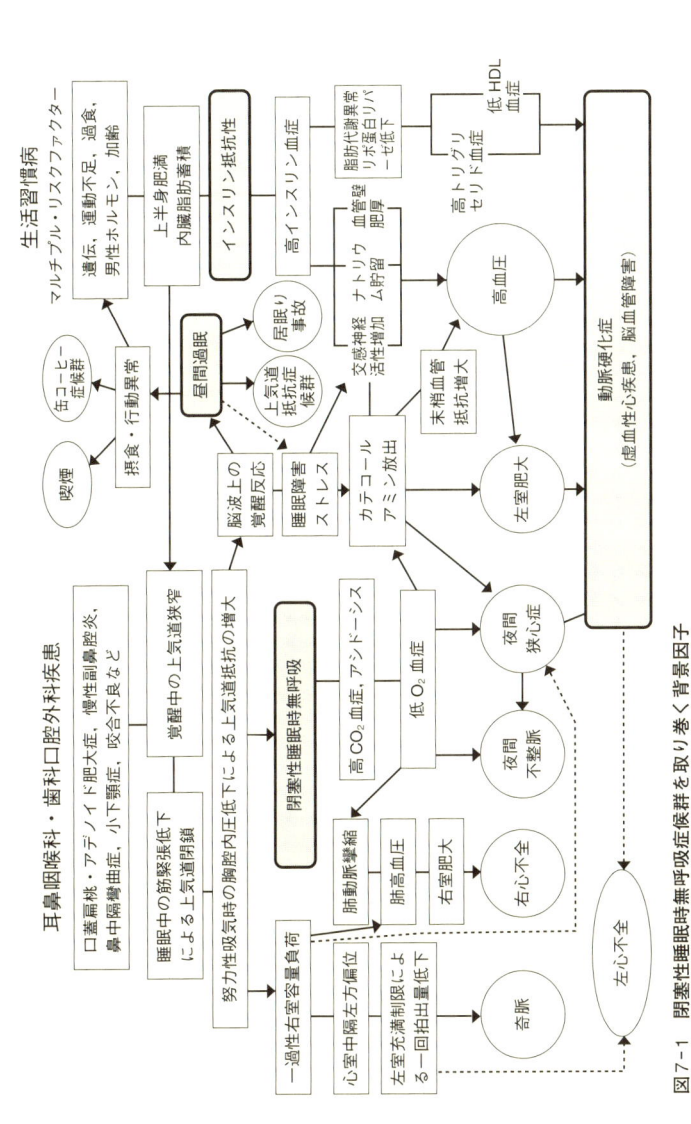

7章　睡眠呼吸循環障害と生活習慣病

図7-1　閉塞性睡眠時無呼吸症候群を取り巻く背景因子
（塩見利明、篠遣龍二郎：高血圧と不整脈．Mebio 17: 57-61, 2000 より引用）

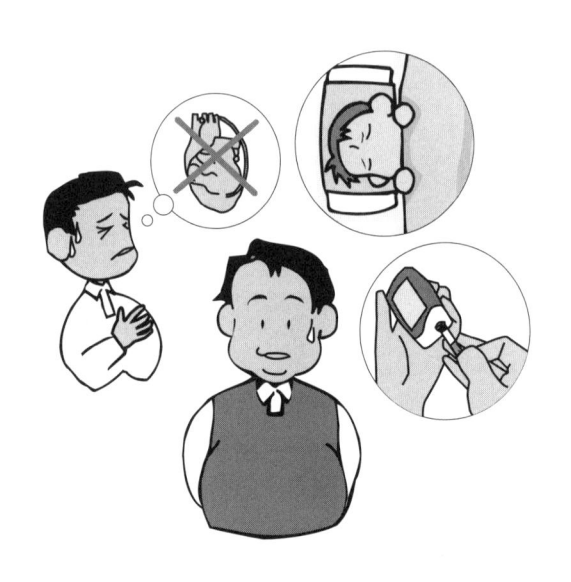

糖尿病とSASの関係についてはすでに述べましたが，最近では痛風とSASの関係も注目されています．愛知医科大学の塩見利明らの調査では，SAS患者588例中の249例に高尿酸血症を合併していました．この場合も，肥満と高尿酸血症の関係が明らかになっており，SAS患者が痛風の危険有りとは断言できないのですが，やはり，睡眠呼吸障害との関連を頭においた診療が必要でしょう．

ハワイ大学のMorgan教授らの，日系二世での研究では，老年性認知障害（痴呆）と睡眠呼吸障害の関連が示唆され，また，東洋人には，その頭蓋（顔面）の形状の特徴から，無呼吸ではなく，

低換気である例が多いと述べています.

　こうして考えると,睡眠と生活習慣病の関連が重大であることは理解されますが,考えてみれば,食事と睡眠は生活習慣のなかで基本的な重大事なのですから,とうぜんといえばとうぜんなのです.

8章
睡眠呼吸障害の治療

8章 睡眠呼吸障害の治療

　一口に睡眠呼吸障害と言っても，さまざまな異なる病態が含まれることが理解されたと思います．特殊な病態については，それぞれの項で簡単に触れました．病態の種類がさまざまなので，したがって，治療法にも，さまざまに異なるものが含まれます．それぞれを述べることは多少煩雑になりますので，ここではOSAHSないしSASを中心に述べることにします．

　結論を先に述べますと，SAS（OSAHS）の治療の第一選択はnCPAP治療で，薬物療法はあくまでも補助的，あるいはnCPAPが行えない場合に限り，歯科装具はいびきや軽症のSASに試みる価値があり，外科的治療は，扁桃肥大などの基礎疾患がある場合を除けば，最終的な選択であるということです．

　そうした結論は，世界的な学会での定説になっていますが，わが国では，特殊な事情があって，外科的（耳鼻科的）治療が，欧米の統計に比べれば異常に多いという特徴があります．

1．基礎疾患の治療

　明らかな基礎疾患の存在がSASの原因になっている場合があります．たとえば，鼻中隔彎曲，口蓋扁桃肥大，アデノイド増殖，粘液水腫，うっ血性心不全，高度の肥満などです．そうした場合には，それぞれの基礎疾患の治療をまず行う必要があります．

2．増悪因子の除去

肥満も本項に分類され得るが，生活習慣では，アルコール摂取，喫煙が悪影響の因子となります．喫煙では，SASのために眠気を払う目的で喫煙量が増えることがまた問題になります．塩見ら（2000年）が言う「缶コーヒー症候群」についても同様です．

その他，さまざまな薬剤も増悪因子になります．とくに，睡眠導入薬，鎮静薬，睡眠薬，麻酔薬，精神安定薬や抗うつ薬（治療に有効という報告もある）などに注意が必要です．その他，循環器疾患に使われる抗不整脈薬（βブロッカー，Ca拮抗薬，ジギタリス薬など），消化器疾患へのH_2ブロッカー，その他（抗ヒスタミン薬，中枢作用型の鎮咳薬，カフェイン）などが知られています．

講演会などでよくある質問への答えになりますが，睡眠導入薬，睡眠薬はSASを悪化させるのですが，nCPAP治療中であれば，それほど問題にする必要はないと考えられています．

3．薬物療法

これまでに，有効であったという報告のある薬剤を列挙しますと，炭酸脱水酵素阻害薬（アセタゾルアミド），プロゲステロン製剤，三環系抗うつ薬，テオフィリン，β_2刺激薬，ニコチン，ストリキニーネなどです．

アセタゾルアミドは，組織の pH を低下させるので，呼吸刺激作用があると考えられ，中枢型の SAS に著効を奏したという報告があります．

その他で試みてもよいのは，プロゲステロン製剤と三環系抗うつ薬です．前者は，女性ホルモンが呼吸中枢を刺激する作用があることや，女性では SAS が閉経期以降に増加することなどから試みられました．主要なものは，MPA（medroxyprogesterone acetate）と CMA（chlormadinone acetate）です．

三環系抗うつ薬では，プロトリプチリン（protriptyline）の効果が報告されたのですが，日本では発売されていませんでした．

酸素療法の効果については意見が分かれ，結論を得ていませんが，すでに述べたように，心不全に対する在宅酸素療法では，CSR など睡眠呼吸障害に効果が認められています．

4．換気補助法

治療の第一選択である nCPAP が導入されるまでは，気管開窓術がきわめて有効な治療法でしたが，気管切開を行う侵襲や，開窓部の感染その他，維持に問題も多く，現在では特殊な場合以外は行われません．

nCPAP（nasal continuous positive airway pressure；経鼻的持続気道陽圧呼吸，経鼻持続気道陽圧）は，鼻によくフィットしたマスクを介して陽圧気流を送り込む単純な装置で，図 8-1 に応用

例と機序を示します.

　この装置は，日本にもなじみの深いSullivan博士（オーストラリア）が考案しました．その後，nCPAPにさまざまな改良が加えられて今日にいたっており，最近では，人工呼吸器にも代わり得るNPPV (non-invasive positive pressure ventilation；非侵襲陽圧換気法) ないしNIPPV (nasal intermittent positive pressure ventilation) の形に進歩を遂げました.

　nCPAPが改良されてきた部分は，成否の鍵を握るとも言える，よくフィットする鼻マスクの改良や，顔マスクの登場が1つです．また，加湿・加温も改良され，患者さんのコンプライアンス向上に役立っています．3番目が，吸入圧の設定で，まず吸息と呼息ないし安静呼気位のbilevelの圧力設定が可能な機器が生まれ（商品名；BiPAP），より自然な形の換気が可能になりました．さらに，個々の患者さんにとって至適な圧力設定をすることも臨床応用の重要なポイントですが，autoCPAPが生まれ，自動的に処理してくれるようになりましたが，機器が複雑になればなるほど，その性能を鵜呑みにすることは避けなければなりません．なお，nCPAPは保険医療の給付対象になりました.

　nCPAPの作用機序は，陽圧気流で単純に上気道の虚脱を防ぐ (pneumatic splint) ことのほかに，上喉頭神経への刺激を介して，中枢にも作用し，上気道開口筋の吸息時の緊張を維持したり，肺気量を増加して，ガス交換効率を改善するなど，さまざまな機序が報告されています.

8章　睡眠呼吸障害の治療

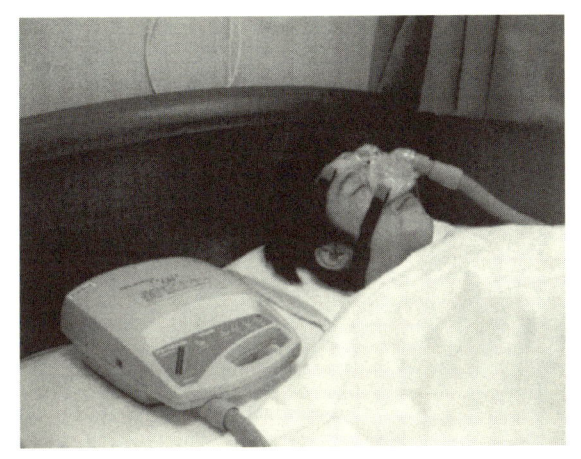

nCPAP療法

睡眠時無呼吸　　　　　nCPAP療法

閉塞部位

図8-1　nCPAP治療装置とその作用
　　　（提供：太田西ノ内病院・山寺幸雄氏）

5．口腔内（歯科）装具

すでに述べましたが，OSAHSでは，上気道（上咽頭～下咽頭）の狭窄や舌根の沈下によって無呼吸を生ずるので，舌を前方に保持するか，下顎を前方に移動させて咽頭腔を広げるような口腔内の装具が試みられます．

通常わが国では，後者が中心ですが，提唱者によってさまざまな名称が使われます．簡単に言えば，歯型に合わせたマウスピース（その患者さんのオーダーメイドになります）を考えていただけばよいのですが，その名称も，PMA（prosthetic mandibular advancement；人工的下顎突出とでも訳すか），dental device, dental appliance, sleep splint, anterior mandibular positioning device, dental or mandibular prosthesis などと，いろいろです．

この口腔内装具の適応は施設によって異なるようですが，正しく使用されればかなりの効果が期待されます．nCPAPとの優劣は，治療効果の確実性という点や，自費でオーダーメイドで作成しなければならないという欠点がありますが，簡便で携帯が可能であるとか，nCPAPとの併用で効果が上がるなど，いくつかの利点もあります．やはり，睡眠医療を一緒に行っている施設の歯科に，きちんとしたものを作ってもらうことが重要でしょう．図8-2にその一例を示します．

8章 睡眠呼吸障害の治療

歯科装具

正面

側面

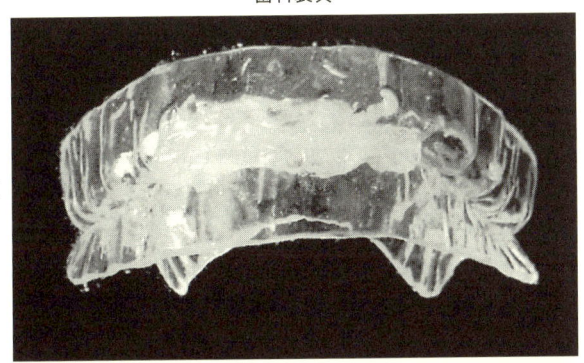

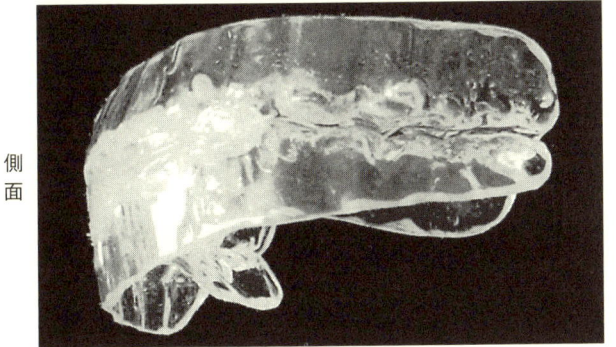

図8-2 歯科装具
　　（提供：太田西ノ内病院・山寺幸雄氏）

6．耳鼻咽喉科的治療

すでに基礎疾患の治療の項で述べましたが，鼻中隔彎曲症，鼻茸，アデノイド増殖症，口蓋扁桃肥大などがあれば，それらへの耳鼻科的な治療が必要になりますが，SAS（OSAHS）の治療を目的とした特殊な治療法について簡単に紹介します．

① 口蓋垂軟口蓋咽頭形成術（uvulopalatopharyngoplasty；UPPP）

　細かい術式などは成書にゆずりますが，いくつかの変法があります．要は，口蓋垂，前口蓋弓および後口蓋弓を切り取って，咽頭腔を拡大する手術です．

　注意を要することは，術後，時間経過とともに，閉塞部位が変わって，無呼吸を再発してくることもあり，また無呼吸の閉塞部位を術前に把握しておかなければ，手術の効果は上がりません．

② 舌根正中部分切除術（midline glossectomy）・舌成形術（lingualplasty）

　レーザーなどを用いて，舌根の中央部分に縦走する溝を作る方法で，その変法として，いくつかの舌の成形方法があります．

③ 口蓋垂軟口蓋成形術（uvulopalatoplasty）・口蓋形成術（palatoplasty）

レーザーや高周波発生針などを用いて，口蓋垂あるいは口蓋垂と軟口蓋の組織を切除したり，凝固させて組織容積を減少させ，咽頭腔の拡大を図る方法です．

④ 上顎骨・下顎骨切離前方転位術（maxillomandibular osteotomy and advancement）

上顎骨と下顎骨を水平に離断し，前方に移動して固定するという，かなり思い切った手術方法です．

⑤ 気管切開術

すでに述べましたが，気管切開術，気管開窓術は，一時期かなり試みられた治療法で，その成績も悪くはないのですが，それを維持するための患者側の負担も大きく，また感染その他の問題で，行われなくなりました．

その他にも，いくつかの手術的治療法がありますが，やはり，口蓋扁桃切除術のように，基礎的な疾患の治療として行われる場合を除けば，nCPAP，NPPVの導入後は，手術的な治療は最終的な選択肢であると考えるべきでしょう．

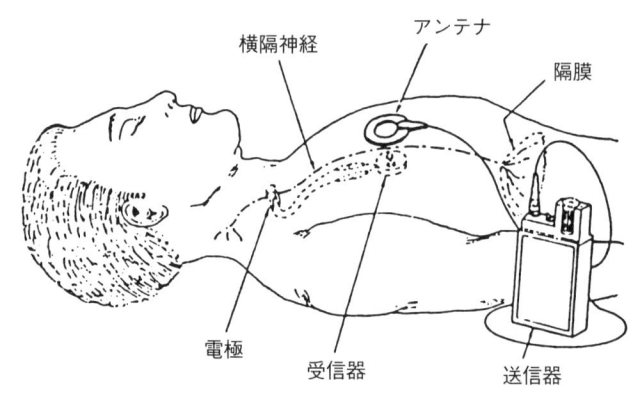

図8-3 横隔膜ペーシング
電極と受信器は体内に埋め込み,アンテナと発信器は体外で調節

7．その他

　横隔膜ペーシングやロッキング・チェアなどについては,原発性肺胞低換気症候群の項目で述べました．横隔膜ペーシングは生体内に発信器と電極を埋め込む手術が必要ですが,残念ながら保険適応にはなっていません．図8-3は横隔膜ペーシングの模式図です．

9章
日本の睡眠医療への提言

9章 日本の睡眠医療への提言

　Dement博士らが，全米各地で公聴会を開き，それまでの研究業績を集め，「Wake Up America ― A National Sleep Alert」をまとめて，1993年に米国議会等に提出した動機は，米国政府関係機関の睡眠の問題に対する関心の低さ，したがって，研究費配分の異常な少なさ，義務教育から医学部，看護学部などまでの教育の不十分さ，その社会的問題（経済的損失など）を指摘することでした．

　残念ながらわが国では，依然としてそれらの問題が問題のままで残っていますし，筆者は，その問題点を3つのカテゴリーで指摘できると思っています．

　当初は，一般国民の睡眠あるいは睡眠呼吸障害への認識の低さに問題があると考えていました．そのために，睡眠呼吸障害研究会などを立ち上げ，学会等でも市民公開フォーラムなどをなんども開催して，重要性を訴えてきました．そこで感じたことは，Wake Up Americaの場合と同じに，基礎教育の不足がいちじるしいということでした．

　第2の問題は，政府や関係機関の認識不足です．前にも述べましたように，山陽新幹線の居眠り運転がマスコミに大々的に報道されると，一部の省庁がようやくその対策を考え始める有様でした．しかし，健康寿命の延伸をうたった「健康日本21」と，その各都道府県版の内容を見れば，「睡眠」の問題はほとんど無視されています．「健康増進法」も，国民には，罰則をともなった禁煙の法律としか映らなかったようです．睡眠が生活習慣の最も

重大な問題であるにも拘らず，です．

　第3の問題は，実は現在，これが最も問題なのではないかと考えているのですが，医療従事者自身の認識不足です．筆者らが，睡眠呼吸障害の診療を始めたころには，たとえば「いびき」という深刻な問題に悩む人々は，どの診療科，どの病院なり医師にかかればよいのかわからず，多くの医師はそうした患者の悩みを真剣には受け止めなかったのです．10年以上も前ですが，精神医学の泰斗とされる方が司会をしたシンポジウムに参加したとき，筆者が言うnCPAPという単語すら，司会者には通じなかったのです．もっとも現在は，一部の方々の努力で，日本精神神経学会がようやく睡眠障害（睡眠時無呼吸を含む）の専門家の認定と，診療施設の認定を始めましたが，おそらく本稿を書いている時点で，認定施設は全国で30施設ほどでしかないと思います．それも，どちらかと言えば，精神科医に偏る傾向があり，呼吸器内科，循環器内科，耳鼻咽喉科など，各科に横断的な診療態勢にはなっていない憾みがあります．

　少々宣伝めいて恐縮ですが，福島県郡山市にある財団法人太田綜合病院では，3名の専門医と，各所でトレーニングを受けた多くの臨床検査技師とからなる「睡眠医療センター」を2つ設置しました．1つは，付属太田記念病院に，一般の外来患者さん用の施設を，付属太田西ノ内病院には，他科に入院している患者さんの睡眠検査を目的とする施設です．そこで気づくことは，ここまで睡眠呼吸障害がメタボリック症候群として，実に広い範囲の疾

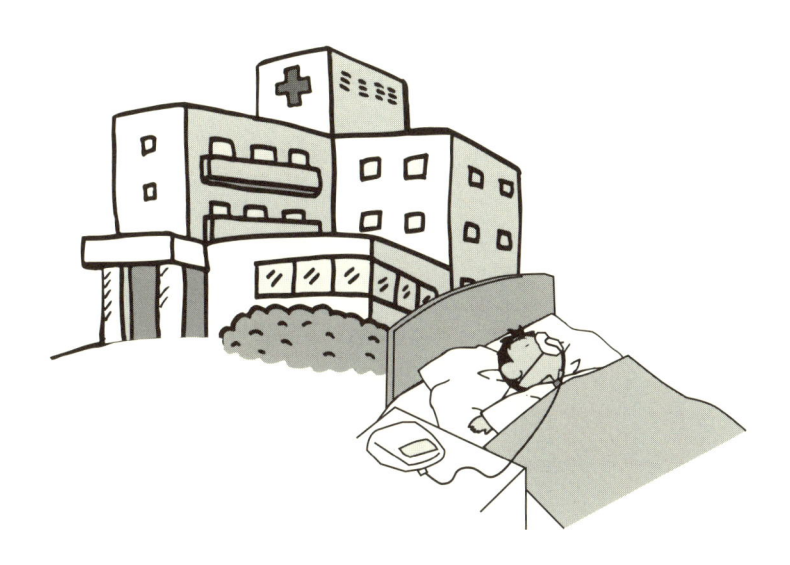

病と関係しているにも拘らず,医師の認識が足りないために,積極的に呼びかけない限り,循環器疾患,糖尿病などの代謝性疾患などの主治医からの依頼は少ないのです.

したがって,以上に述べた3つの認識不足は,いずれも足並みをそろえて,横断的テーマとして進める必要はあるのですが,どうも医師の認識不足を先に考えないとならないように感じます.中途半端な知識で,医業として睡眠呼吸障害をうたい文句とする施設も,多数できつつありますが,ときには誤った治療の選択が行われている場合すらあるのです.そうした日本の現状は,まさに Wake Up Japan なのです.

あとがき

　睡眠・いびき・睡眠呼吸障害，そしてそれらと生活習慣病の関係などについて，全般的に，広く，浅い記述になってしまいましたが，末尾の参考文献によってさらに詳しく学ばれることを望みます．文献は，読者の読みやすさを考え，できるだけ欧文のものを避け，雑誌の特集号を中心に掲載します．内容のほとんどを網羅するでしょう．睡眠は人生の時間の3分の1を占める大事な生活習慣です．一度きりの人生を「酔生夢死」のうちに終わらせてはならないでしょう．ダライ・ラマの，良い人生を送る秘訣は「良い食事と良い睡眠」という言葉は，的を射た表現だと思います．「眠りよ．慈悲深い乳母よ」（シェイクスピア）．

参考文献

1) Kryger MH, Roth T & Dement WC: Principles and Practice of Sleep Medicine, 2nd ed, WB Saunders Co, Philadelphia, 1994.

2) 太田保世編：日本人の睡眠呼吸障害，東海大学出版会，東京，1994.

3) 本間日臣編：睡眠時無呼吸症候群，克誠堂出版，東京，1996.

4) Report of the National Commission on Sleep Disorders Research: Wake up America: A National Sleep Alert, vol One, 1993.

5)「Mebio」誌特集：睡眠時呼吸・循環障害の臨床—睡眠時の異常と覚醒時の病態，Mebio 11: 22-85, 1994.（Medical View 社）

6)「呼吸と循環」誌特集：睡眠呼吸障害—生活習慣病の危険因子として，呼吸と循環 46: 1163-1204, 1998.（医学書院）

7)「Mebio」誌特集：睡眠時無呼吸症候群と生活習慣病，Mebio 17: 18-93, 2000.（Medical View 社）

8)「The Lung perspectives」誌特集：21世紀の国民病—睡眠呼吸障害とＱＯＬ—，8: 149-226, 2000.（Medical Review 社）

9)「呼吸と循環」誌特集：睡眠呼吸障害をめぐって，呼吸と循環 49: 1043-1083, 2001.（医学書院）

索　引

【ア行】

いびき　24, 35-46, 55, 104
　閉塞型睡眠時無呼吸低換気症候群
　　（OSAHS）　41, 47-63, 67,
　　79-83, 91-100
　重症いびき症　41-42
　上気道抵抗症候群　42-43
　肥満低換気症候群（ピックウィッ
　　ク症候群）　43-45, 49
横隔膜ペーシング法　70, 100

【カ行】

カジモド症候群　44, 72-74
概日リズム　4, 6, 11
危険因子重積症候群（MRFS）　60, 81-83
健康増進法　iii, 103
健康日本21　iii, 103
原発性肺胞低換気症候群（PHA）　68, 70, 100
呼吸不全　23-26

【サ行】

在宅酸素療法（HOT）　79-80
心血管性イベントの連続性　79
睡眠　1-13
　過眠（EDS）　56
　レム（REM）睡眠　5, 8-10, 29, 49, 72
　ノンレム（nREM）睡眠　8-9, 49
　睡眠不足　12, 17, 63

睡眠障害　27-34, 61-63
　概日リズム睡眠障害　30-34
　外的睡眠障害　29-30
　内的睡眠障害　30-31
　睡眠随伴障　29-30
睡眠時無呼吸症候群（SAS）　iii, 3,
　9-10, 23-25, 31, 41, 45, 49-50, 54,
　56, 58, 60-62, 67, 72, 79-83, 86,
　91-93, 98
生活習慣病　iii, 60, 87

【タ行】

チェーン・ストークス呼吸　71-72
中枢型睡眠時無呼吸症候群　67-72

【ナ行】

ナルコレプシー　31, 74-75

【ハ行】

鼻シーパップ（nCPAP）　45,
　51, 58-59, 62, 72, 80-81, 83-84,
　91-96, 99, 104
ポリソムノグラフィー　10, 24,
　44, 56-57, 63

【マ行】

慢性閉塞性肺疾患（COPD）　21-22, 29-30
メタボリック（代謝性）症候群　60, 83-87, 104

著者紹介

太田保世（おおた やすよ）

1936年　東京生まれ
1966年　慶應義塾大学大学院医学研究科卒業
現　在　東海大学名誉教授（内科学），財団法人太田綜合病院理事長，
　　　　財団法人太田綜合病院附属太田西ノ内病院長，日本ペンクラブ会員

主な著書
『呼吸機能検査』（中外医学社）
『主要疾患の病態生理』（南山堂）
『呼吸生理学』（メディカルサイエンスインターナショナル）
『呼吸器病学』（中外医学社）
『呼吸』（医学書院）
『日本人の睡眠呼吸障害』（東海大学出版会）
『老いの構図』（東海大学出版会）
『続・老いの構図』（東海大学出版会）
『風のこころ』（東海大学出版会）
『睡眠時無呼吸症候群とは？』（NHK健康ライフ③　世界文化社）
『一医師の語る佛教』（東海大学出版会）
『一語一会』（東海大学出版会）
『長寿考』（東海大学出版会）
『会津史の源流を探る』（歴史春秋社）

装丁　中野達彦＋北村公司（イラスト）
制作協力　株式会社テイクアイ

メディカルサイエンスシリーズ—6
いびきと睡眠障害
2005年10月20日　第1版第1刷発行

著　者　太田保世
発行者　瀬水澄夫
発行所　東海大学出版会
〒257-0003　神奈川県秦野市南矢名 3-10-35
TEL 0463-79-3921　FAX 0463-69-5087
URL http://www.press.tokai.ac.jp/
振替　00100-5-46614
印刷所　港北出版印刷株式会社
製本所　株式会社石津製本所

Ⓒ Yasuyo OHTA, 2005　　　　　　　　　　ISBN4-486-01702-1
Ⓡ〈日本複写権センター委託出版物〉
本書の全部または一部を無断で複写複製(コピー)することは，著作権法上の例外を除き，
禁じられています．本書から複写複製する場合は日本複写権センターへご連絡の上，許
諾を得てください．日本複写権センター(電話 03-3401-2382)